W0322921

Schirner Verlag

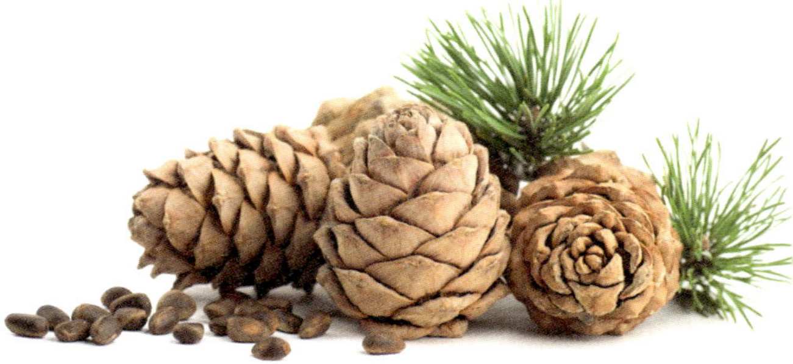

Barbara Simonsohn

# Sibirische Zedernnüsse

## *Das Gesundheitswunder aus der Taiga*

Schirner Verlag

Die Ratschläge in diesem Buch sind sorgfältig erwogen und geprüft. Sie bieten jedoch keinen Ersatz für kompetenten medizinischen Rat, sondern dienen der Begleitung und der Anregung der Selbstheilungskräfte. Alle Angaben in diesem Buch erfolgen daher ohne Gewährleistung oder Garantie seitens der Autorin oder des Verlages. Eine Haftung der Autorin bzw. des Verlages und seiner Beauftragten für Personen-, Sach- und Vermögensschäden ist daher ausgeschlossen.

Dieses Buch enthält Verweise zu Webseiten, auf deren Inhalte der Verlag keinen Einfluss hat. Für diese Inhalte wird seitens des Verlags keine Gewähr übernommen. Für die Inhalte der verlinkten Seiten ist stets der jeweilige Anbieter oder Betreiber der Seiten verantwortlich.

ISBN 978-3-8434-5139-0

Barbara Simonsohn:
Sibirische Zedernnüsse
Das Gesundheits-Wunder aus der Taiga
© 2016 Schirner Verlag, Darmstadt

Umschlag: Murat Karaçay, Schirner,
unter Verwendung von
#323656289 (© Elena Zajchikova) und
#158489402 (© Maksim Striganov),
www.shutterstock.com
Layout: Simone Fleck, Schirner
Lektorat: Bastian Rittinghaus, Schirner
Printed by: Ren Medien GmbH, Germany

www.schirner.com

1. Auflage April 2016

Alle Rechte der Verbreitung, auch durch Funk, Fernsehen und
sonstige Kommunikationsmittel, fotomechanische oder vertonte Wiedergabe
sowie des auszugsweisen Nachdrucks vorbehalten

# Inhalt

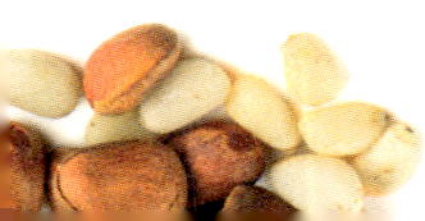

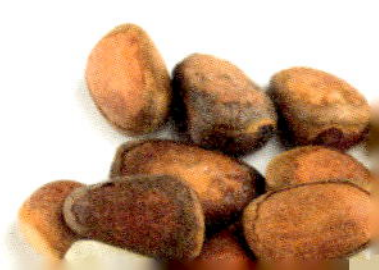

# Einleitung

Haben Sie sich schon einmal gefragt, wie die Menschen in Sibirien es schaffen, bei sprichwörtlich »sibirischer Kälte« von bis zu minus 65 Grad Celsius gesund zu bleiben und ein hohes Lebensalter zu erreichen? Die Sibirer strotzen vor Lebenskraft und -freude und betrachten sich selbst als fröhlichstes Volk der Erde.

Zumindest ein Teil des Geheimnisses ihrer beispiellosen Vitalität scheint jetzt gelüftet zu sein: Aufgrund der Heilkraft der Zedernnuss verehren die Sibirer seit alters die Sibirische Zeder als »Lebensbaum«. Wie übrigens auch die Medizinmänner der nordamerikanischen Indianer, die vor etwa 12 000 Jahren von Sibirien aus über Alaska den Kontinent bevölkerten. Die Grundlage der indianischen Medizin liegt also in Sibirien. In der germanischen Mythologie wird die Welt vom Urbaum Yggdrasil getragen, dessen Zweige weit in den Himmel reichen und unter dessen drei Wurzeln

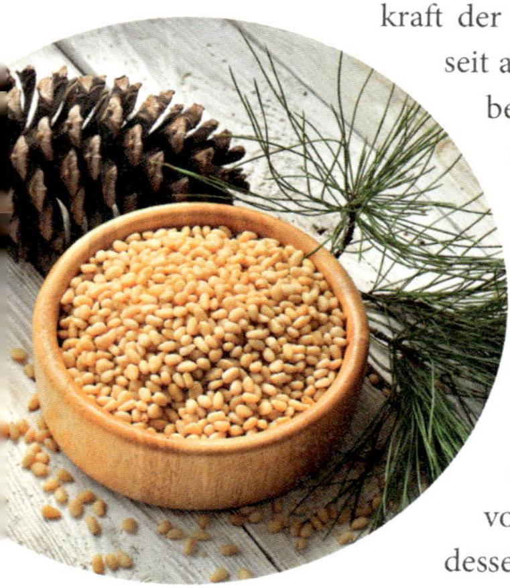

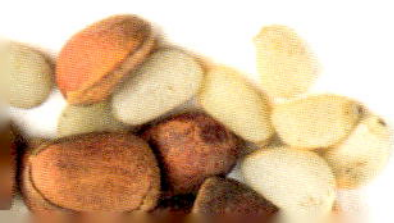

die Welten der Menschen, der Riesen und der Toten liegen. Kulturforscher glauben, dass es sich bei Yggdrasil um die Sibirische Zeder oder Zirbelkiefer (lat.: *Pinus sibirica)* handelt, die sich am Ende der letzten Eiszeit über die sibirische Taiga ausbreitete. Die ersten Sibirischen Zedern wuchsen also noch in der Gesellschaft von Mammut, Bison und Wollnashorn.

Den Sibirern gilt der Baum als »Lebensbaum«, Kraftspender und Symbol für Langlebigkeit, Gesundheit und Widerstandskraft. In den Augen der sibirischen Schamanen ist die Sibirische Zeder eine Spiegelung der Ordnung des Universums: Die Wurzeln symbolisieren die Erde, den Urgrund, aus dem der Mensch hervorging. Die Kronen der mächtigen Bäume stehen für den Himmel, in dem die Seelen der Ahnen und die ungeborenen Seelen wohnen. Das Leben ist eine Reise entlang dem Weltenbaum, an deren Ende man sich zu den Seelen der Vorfahren gesellt. Die Sibirische Zeder gilt als Beschützerin und Bewahrerin des Lebens und der Liebe. Daher wurden im Norden Russlands Zedernsamen gezielt in der Nähe von menschlichen Siedlungen ausgesät. Sibirische Mütter stellen eine Zedernnussmilch her, die sie ihren Kindern für einen guten Start in den Tag geben.

Die Sibirische Zeder ist ein riesiger Baum, dem selbst stärkster Frost nichts anzuhaben vermag. Archäologen fanden heraus, dass die Verehrung dieser Bäume in Sibirien bereits im 6. Jahrtausend v. Chr. weit verbreitet war. Symbolisch verehren die Sibirer in der majestätischen Zeder die göttliche

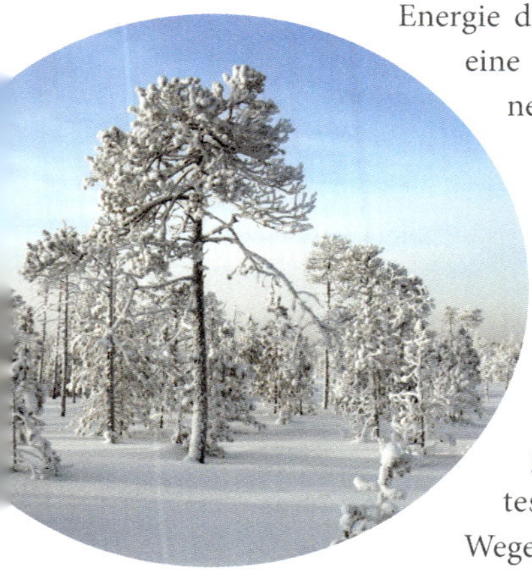

Energie der Weisheit. Der Baum erreicht eine Höhe von 50 Metern und einen Stammdurchmesser von bis zu zwei Metern. Die Samen ihrer Zapfen, die Zedernnüsse, werden auch »Brot der Taiga« genannt. Sie enthalten bis zu 68 % hochwertiges Fett und etwa 20 % ebenfalls sehr hochwertiges Eiweiß und gehören damit zu den nahrhaftesten Baumfrüchten der Welt. Wegen der exzellenten Qualität ihres Holzes und ihres Harzes und wegen des enormen Nährwertes ihrer Samen gilt die Sibirische Zeder seit vielen Jahrhunderten als einer der wertvollsten Bäume, die die Erde je hervorgebracht hat.

In unserer hektischen Zeit ist viel von »Resilienz«, von Widerstandsfähigkeit die Rede. Viele Menschen leiden unter Erschöpfung oder Burn-out. Unsere Nahrungsmittel enthalten immer weniger Vitalstoffe, wir brauchten aber angesichts unserer stressigen Lebensweise mehr und nicht weniger von ihnen.

Nach der Lektüre sind Sie, geschätzter Leser, vielleicht auch davon überzeugt, dass die Sibirische Zedernnuss und das daraus gewonnene wertvolle Öl sowie das wunderschöne Ze-

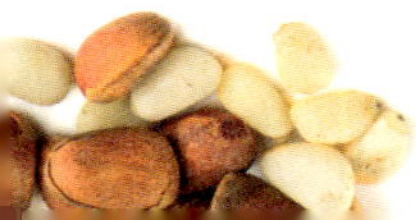

dern- und Zirbenholz nicht nur den Sibirern helfen, mit dem Stress eines extremen Klimas klarzukommen, sondern auch uns die Widerstandsfähigkeit und Lebenskraft schenken, nach denen viele von uns hungern. Die Anastasia-Bücher von Vladimir Megre haben einem vor allem spirituell interessierten Publikum auch in Deutschland den Wert der Sibirischen Zeder nahegebracht. Aber auch, wer nur an seiner Gesundheit interessiert ist, sollte einen Blick hineinwerfen. Dieses Büchlein möchte dem interessierten Laien ein Super-Lebensmittel nahebringen, das verdienterweise allmählich nicht nur bei den Sibirern selbst, sondern auch im Westen die Beliebtheit gewinnt, die es verdient.

## Die Zedernnuss bei Anastasia

Das erste Mal stolperte ich über die Zedernnuss in Wladimir Megres Weltbestseller »Anastasia – Tochter der Taiga«. Gibt es diese Frau überhaupt, die unter Tieren aufwuchs, aber mehrere Sprachen spricht? Ehrlich gesagt, ist mir das egal. Die Anastasia-Bücher sind mit ihren vielen Weisheiten eine Quelle der Inspiration. Wenn man sie liest, erlebt man das, was ich auch erfahre, wenn ich mein Zedernholzamulett aus einer klingenden Zeder trage: Leichtigkeit, heitere Gelassenheit, Frieden und Freude. Zeigt Anastasia unserer Zivilisation, die in eine ökologische und spirituelle Sackgasse geraten ist, eine Alternative auf? Ich glaube, schon. Und vielleicht hat Anastasia recht, wenn sie behauptet, dass die Zedernnuss in diesem Prozess eine Schlüsselrolle spielt. Ihre Bücher haben die Zedernnuss in vielen Ländern bekannt gemacht. Die Zedernnusskonsumenten stolpern früher oder später über die Anastasia-Bücher. So schließt sich der Kreis, das eine befruchtet das andere.

Es gibt in der sibirischen Taiga ein Phänomen, das als »klingende Zeder« bekannt ist. Wladimir Megre berichtet in »Anastasia, Tochter der Taiga«,[1] dass ein Baum in viele kleine Stückchen zersägt wird, um aus diesen Amulette herzustellen. Solch ein Stück Holz aus dem Herzen einer Zeder solle vor allen Krankheiten schützen, den Besitzer herzlicher, erfolgreicher und begabter machen. Genau diese Wirkung erlebe ich auch.

Die Sibirer glauben, dass Zedern Speicher kosmischer Energien sind. Die Bäume empfangen mit ihren Millionen von Nadeln Tag und Nacht Lichtenergie. Nach fünfhundert Lebensjahren beginnen sie, zu klingen, und teilen damit den Menschen mit, dass diese sie »absägen und mitnehmen können, um die gespeicherte Energie auf der Erde zu nutzen.«[2]

Wladimir Megre erzählt, wie er auf den Vorschlag von Anastasia hin seine Hände auf den Stamm solch einer Zeder legte. »Sofort nahm ich ein Summen und Knistern wahr.« Das Klingen der Zeder!

1 Megre, Wladimir: Tochter der Taiga – Anastasia, Bd. 1. Jestetten, Zürich: Govinda 2013. S. 20.
2 Ebd.

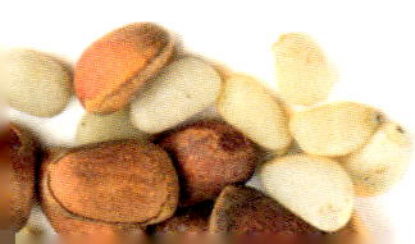

## Die Heilkräfte der Sibirischen Zeder

Allen Teilen der Zeder werden in Russland Heilkräfte zugesprochen, von der Nadel bis zur Rinde. Die Zedernnadeln zum Beispiel enthalten Phytonzide, die die Luft desinfizieren und ein heilsames Raumklima schaffen. Zedernholz hat wie Kiefernholz einen sehr angenehmen Duft mit einer feinen Note von Mandeln oder Honig. Ein kleines Stück Zedernholz im Haus soll vor Motten schützen. Je nördlicher die Zeder wächst, desto größer sind die Qualität und die Heilkraft. Schon im Jahr 1792 schrieb der Gelehrte P. S. Pallas, dass die Sibirische Zedernnuss die Potenz fördere, das Immunsystem stärke und jugendliche Frische bis ins hohe Alter erhalte.

Wladimir Megre fragt Anastasia: »Anastasia, besitzt das Öl der Zedernnüsse mehr oder weniger Heilkraft als die Holzstücke der klingenden Zeder?« Sie antwortet: »Die gleiche – wenn man die Nüsse zur rechten Zeit erntet und der Zeder mit einer bestimmten Haltung begegnet. Dann gibt sie die Nüsse von selbst ab.« Zedernnussöl wurde früher mit speziellen Holzpressen in vielen Dörfern der sibirischen Taiga gewonnen. Seine Qualität ist sowohl von der Erntezeit als auch von der Verarbeitung der Nüsse abhängig. Heute wurde dieses Verfahren wiederentdeckt, und Zedernnussöl ist in herausragender Qualität auch bei uns erhältlich.

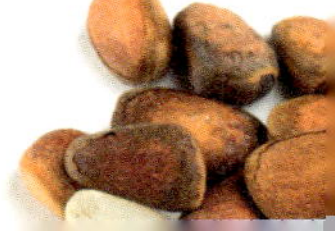

# Warum Nüsse?

Nüsse gehören zu den vitalstoffreichsten und gesündesten Lebensmitteln überhaupt. Sie enthalten alles, was die Pflanze – neben Erde und Sonnenschein – zum Wachsen braucht, denn in den Samen legt die Pflanze den Keim für ihr Wertvollstes überhaupt: die Nachkommen. Diese Vitalstoffdichte machen wir uns zunutze, wenn wir Samen und Nüsse essen.

Nüsse sind energiegeladene Samen mit hoch konzentrierten Vitalstoffen, die die junge Pflanze in den ersten Stadien ihres Wachstums optimal versorgen. Die Nussschale schützt den Keim vor Ranzigwerden und vor Verschmutzung.

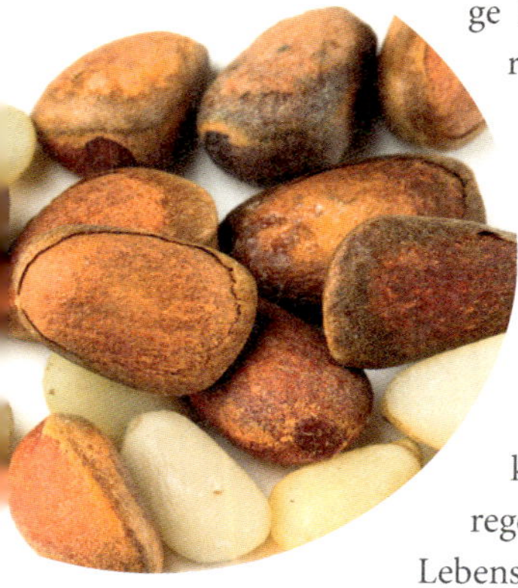

»Nüsse können nicht hoch genug eingeschätzt werden«, heißt es in »Das Ärztebuch der Heilkraft unserer Lebensmittel«.[3] Wer regelmäßig Nüsse isst, hat eine höhere Lebenserwartung. Als optimal gilt eine Handvoll pro Tag, so die »Harvard School of Pu-

3 Yeager, Selene: Das Ärztebuch der Heilkraft unserer Lebensmittel. Augsburg: Weltbild 2002.

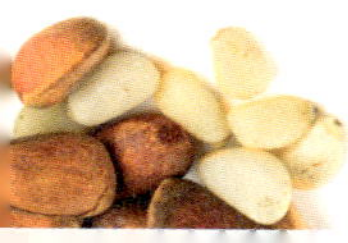

blic Health«.[4] Schon, wer nur einmal die Woche Nüsse esse, so die Langzeitstudie, reduziere sein Risiko, frühzeitig zu sterben, um 7 %, bei zwei- bis viermaligem wöchentlichen Konsum um 11 % und bei täglichem Verzehr um sensationelle 20 %. Was die Studie ebenfalls ergab: Nussesser sind schlanker als Menschen, die keine Nüsse essen. Es ist also völlig unbegründet, aus Angst vor ihrem Fettgehalt einen Bogen um Nüsse zu machen! Das beeindruckendste Ergebnis: Herz-Kreislauf-Erkrankungen, bei uns Todesursache Nummer 1, traten in der Nussessergruppe um 29 % seltener auf. Das Risiko, an einer Krebserkrankung zu sterben, sank immerhin um 11 %. Auch das Risiko für Gallensteine, Diabetes Typ II, Entzündungen, Adipositas (starkes, krankhaftes Übergewicht) und einen erhöhten Cholesterinspiegel sanken signifikant. Ying Bao vom »Brigham and Women's Hospital«, der erste Autor dieses Berichts, führt dazu an: »Alle Analysen ergaben: Je mehr Nüsse die Menschen aßen, desto geringer war ihr Risiko, in der untersuchten 30-Jahre-Periode zu sterben.« Gesundheitlich positive Effekte seien für eine Vielzahl chronischer Krankheiten zu beobachten. Kein Wunder, dass die FDA (Federal Drug Agency, Lebensmittelüberwachungsbehörde der USA) den täglichen Konsum von 1,5 Unzen – das sind 42 g – zur Prophylaxe von Herz-Kreislauf-Erkrankungen empfiehlt.

4 »New England Journal of Medicine« November 2011 aufgrund »The Nurses' Health Study« mit 76 464 Frauen, die zwischen 1980 und 2010 befragt wurden, und der »Health Professionals' Follow-Up Study« mit 42 498 Männern, die zwischen 1986 und 2010 befragt wurden.

Laut einer 10-Jahres-Studie[5] sinkt das Todesrisiko bei Menschen, die täglich mindestens 10 g Nüsse verzehren, um 23 %. Auch ein Schutz vor Atemwegserkrankungen, neurodegenerativen Erkrankungen und Diabetes wurde beobachtet. Atemwegserkrankungen wie Lungenentzündung und Bronchitis traten 45 % seltener auf. Ganze Erdnüsse haben eine ähnliche Wirkung wie Baumnüsse, Erdnussbutter aber bringt keinerlei Bonuseffekt für die Gesundheit.[6]

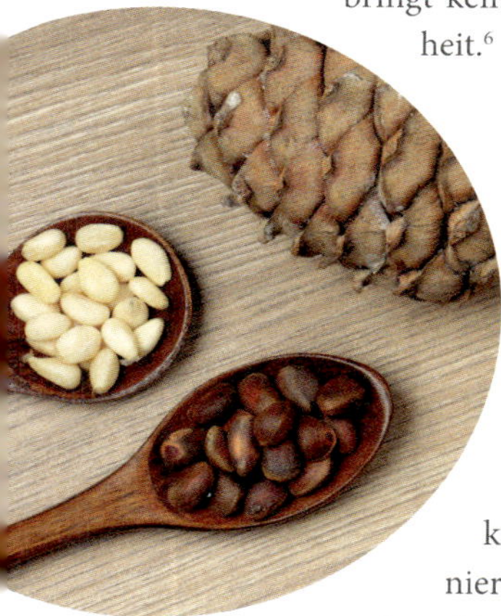

Nüsse sind eine wertvolle Energiequelle, außerdem reich an Eiweiß und Ballaststoffen, die rund ums Jahr zur Verfügung steht. Walnüsse und Sibirische Zedernnüsse enthalten Ellagsäure, die, so der Krebsexperte Dr. Gary D. Stoner,[7] freie Radikale und damit krebsauslösende Substanzen eliminiert und die Krebszellen an der Teilung hindert. Nüsse sind gut fürs Herz, weil sie die Arterien offen halten und das Blut leichter fließen lassen. Verantwortlich dafür sind die wertvollen Fettsäuren und die Aminosäure Arginin, die die Blutgefäße

5 »International Journal of Epidemiology« Juni 2015 aufgrund einer Studie der »Maastricht University of the Netherlands«.

6 »Netherlands Cohort Study« mit 120 000 Holländern zwischen 55 und 69 Jahren ab 1986.

7 Stoner, Dr. Gary D.: Berries and Cancer Prevention. New York: Springer 2011.

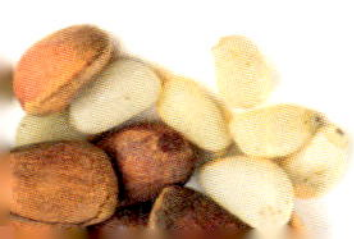

weitet und die Verklumpung von Blutplättchen verhindert. Außerdem enthalten Nüsse viel Vitamin E, das die Oxidation des »bösen« LDL-Cholesterins verhindert. Nüsse sind die natürlichen Lebensmittel mit dem höchsten Vitamin-E-Gehalt. Außerdem finden sich in Nüssen wie den Sibirischen Zedernnüssen viel Kupfer und Magnesium. Beide Mineralien senken einen zu hohen Blutdruck, und Magnesium beugt zusätzlich Herzrhythmusstörungen vor.

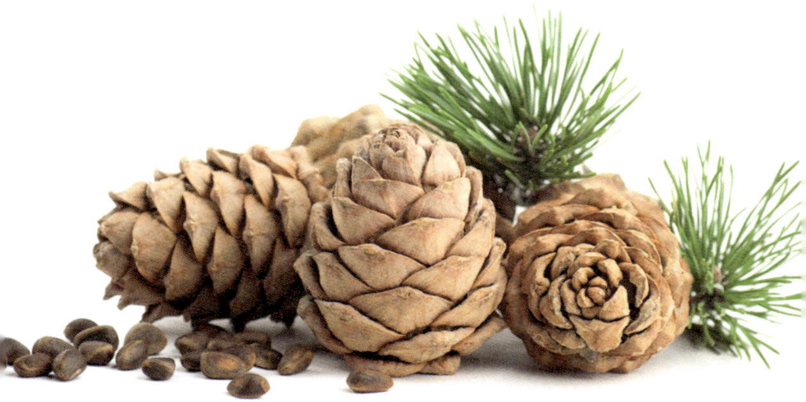

# Zur Botanik der Sibirischen Zeder

Es gibt viele Zedern-Unterarten, die alle zur großen Familie der Piniengewächse (lat.: *Pinaceae)* gehören. Echte Zedernbäume sind die Libanon-Zeder, die Zypern-Zeder, die Atlas-Zeder und die Himalaya-Zeder. Die kleinen Zapfen dieser Bäume enthalten nur ungenießbare Samen. Von den mehr als 100 Arten der zedernartigen Kiefern, den Pinien, enthalten nur 12 essbare Nüsse,[8] und diese wachsen allesamt in der nördlichen Hemisphäre. Darunter zählt die Europäische Zeder, auch Arve, Zirbe oder Zirbelkiefer genannt (lat.: *Pinus cembra),* die botanisch sehr eng mit der Sibirischen Zeder verwandt ist und wahrscheinlich von dieser abstammt. Die alpine Zeder hat zwar essbare Samen, die aber sehr klein sind. Am bekanntesten bei uns ist die italienische Zeder oder Pinie (lat.: *Pinus pinea),* die im nördlichen Mittelmeerraum und auf den Kanaren wächst. Der Baum wird nur rund

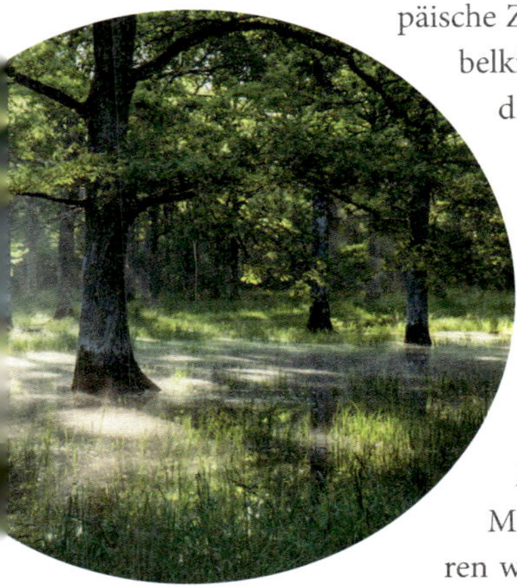

8 Rosengarten, Frederic: The Book of Edible Nuts. Mineola: Dover 2004.

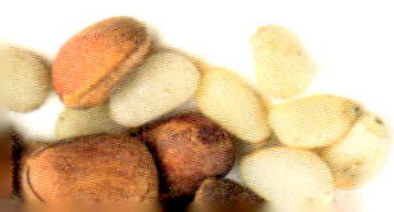

200 Jahre alt, die Krone wird im Alter schirmförmig, und die bis zu 13 Zentimeter langen Zapfen enthalten bis zu 20 Millimeter lange Pinienkerne. Eigentlich handelt es sich bei der Sibirischen Zeder botanisch um eine Zirbe, mit lateinischem Namen »Pinus sibirica«, und nicht um eine echte Zeder. Der Name »Sibirische Zeder« hat sich aber seit dem Welterfolg der Anastasia-Bücher durchgesetzt, und daher bleibe auch ich bei dieser volkstümlichen Bezeichnung. Die eiförmigen Zapfen der Sibirischen Zeder sind bis zu 8 Zentimeter lang und enthalten bis zu zwölf Millimeter lange Nüsse.

Die Sibirische Zeder, russisch *Kedr* oder lateinisch *Pinus sibirica,* kommt fast ausschließlich in Russland vor, hauptsächlich in Sibirien, dem Ural und dem Altai-Gebirge, sowie in der Mongolei. Das Gebiet entspricht einer Fläche von rund zwölf Millionen Quadratkilometern. Die Verbreitung ist riesig: vom Ural im Westen bis zum Pazifik im Osten, vom Polarkreis im Norden bis zum Fluss Orgon in der Mongolei, der die südliche Grenze darstellt. Um sich einmal die Größenordnungen zu vergegenwärtigen: In die Fläche Sibiriens passt die Bundesrepublik 36 Mal hinein, und Sibirien macht zwei Drittel der Fläche Russlands aus. Vom Tiefland bis in 3000 Meter Höhe ist die Sibirische Zeder zu finden. Der Baum ist immergrün und wächst bis zu stattlichen 50 Metern hoch, der Durchmesser des Stammes kann bis zu zwei Metern betragen, und das Höchstalter beträgt 800 Jahre. Die schmalen Kronen der jüngeren Bäume reichen im Alter weit hinab, sodass man den Stamm oft gar nicht sieht.

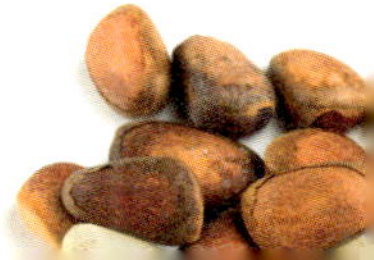

Die Nadeln stehen zu fünft in einem Büschel und werden bis zu zehn Zentimeter lang. Die innere Oberfläche der Nadeln ist grau. Die Sibirische Zeder stellt nur geringe Ansprüche an den Boden. Die Samen, bis zu 150 pro Zapfen, werden als Zedernnüsse bezeichnet.

Sibirische Zedern wachsen in der sibirischen Taiga Hunderte von Kilometern von jeder Zivilisation entfernt. Die Bäume sind sehr robust und brauchen in ihrer Heimat Sibirien weder Pflege noch Düngung. Die sibirischen Flüsse stellen die Transportwege für Zedernprodukte dar, weil es kaum Straßen gibt. Die Vermehrung der Zeder braucht nicht über den Menschen zu erfolgen, sondern wird von alters her vom Tannenhäher oder Zedernhäher, auch »Zedernsäer« genannt, erledigt, der die Samen in den Boden setzt. Dieser kleine flinke Vogel mit dunkelbraunem, weiß gesprenkeltem Gefieder kann hundert und mehr Samen in seinem Kehlsack tragen. Bis zu 50 Kilogramm Nüsse, das sind ca. 20 000 Samen, versteckt der Zedernhäher als Vorrat für den Winter.

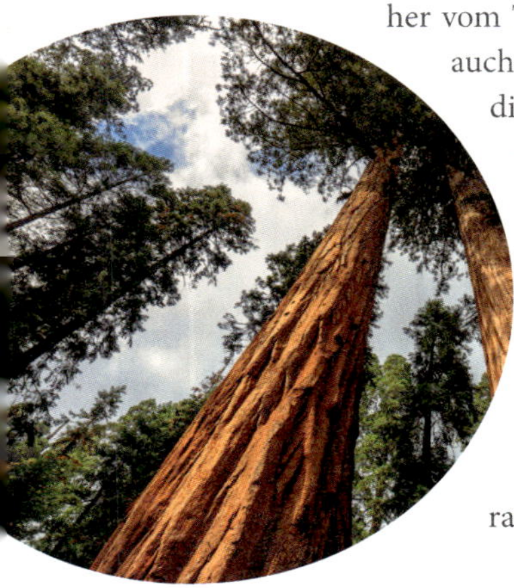

Die Zeder trägt frühestens nach 13 bis 15 Jahren Zapfen, man braucht also etwas Geduld.

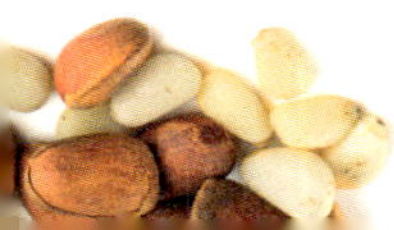

Als Waldbaum entwickeln die Zedern sogar oft erst nach 40 bis 50 Jahren Zapfen. Alexej Rassochin schreibt dazu: »Anscheinend ist es in einer Großfamilie nicht so wichtig, sich mit der Fortpflanzung zu beeilen.«[9] Im Alter von 160 bis 260 Jahren bringen die Sibirischen Zedern den höchsten Ertrag, nach 500 Jahren geht die Fruchtentwicklung stark zurück.

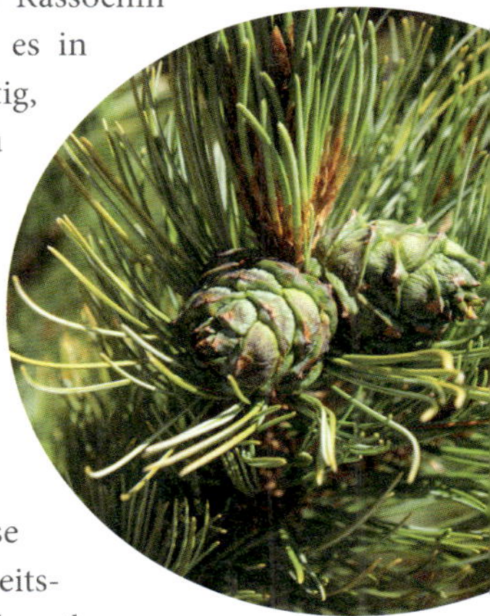

Das Sammeln der Zedernnüsse und ihre Verarbeitung ist sehr arbeitsintensiv. Die Zedernzapfen erreichen ihre volle Größe und damit Reife nach der Bestäubung erst nach 26 Monaten. Waren der Juni und Juli zu kalt und feucht, fällt die Ernte der nächsten beiden Jahre schwächer aus. Auch zu große Sommerhitze bremst das Wachstum der jungen Zapfen. Alle fünf bis sechs Jahre werden jedoch Rekordernten von bis zu 650 Kilo Nüssen pro Hektar eingefahren. Alle zehn bis zwanzig Jahre, so Rassochin,[10] treten Spitzenernten von bis zu zwei Tonnen pro Hektar auf. Die Zedernzapfen werden in der Regel vom Boden aufgelesen, einige Sammler klettern auch bis in die Spitze hinauf und rütteln an den Zweigen der Bäume. Ebenso schlagen manche mit großen Holzknüppeln gegen die Zedernstämme, um die

9 Rassochin, Alexej: Königin der Taiga. Frankeneck: Vega 2003.
10 Ebd.

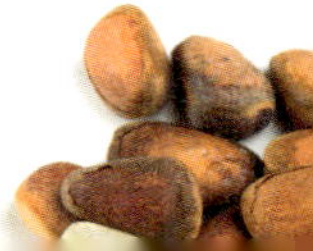

Zapfen herunterzubekommen. Diese lieblose Art der Ernte schadet aber der Qualität der Nüsse, des Zedernnussöls und den Bäumen selbst und damit der Taiga. Verantwortungsvolle Firmen wie »Pinenutoil« oder »Die klingenden Zedern Russlands« sammeln nur die Zapfen, die von allein auf die Erde fallen, schälen die Nüsse manuell mit Nussknackern aus Holz und gewinnen Öl mit metallfreien Ölpressen. Von allen Pinienarten haben Sibirische Zedernnüsse den höchsten Fettgehalt, zu bis zu 68 % bestehen sie aus Öl.

Anfang des 20. Jahrhunderts betrug die durchschnittliche Zedernnussernte allein im Altai rund 5000 Tonnen pro Jahr, in ganz Sibirien rund 12 000 Tonnen, denn Zedernnüsse waren ein fester Bestandteil des Speiseplans der sibirischen Bevölkerung. Durchschnittlich können etwa 60 Kilo Nüsse pro Hektar geerntet werden. Doch die Sibirische Zeder ist auch wegen ihres wunderschönen und duftenden Holzes sehr beliebt für die Möbelherstellung. Sharashkin[11] schreibt, dass in Russland von alters her das Wissen verbreitet ist, dass das Schlafen in einem Zedernholzbett gesund fürs Herz ist, die körperlichen Energien ins Gleichgewicht bringt und ein langes Leben schenkt. Leider führt diese Beliebtheit zu übermäßigem legalem und illegalem Holzeinschlag. Sibirische Zedern spielen eine wichtige Rolle im Ökosystem der Taiga. Sie bieten Futter und Behausung für viele Wildtiere und schützen den Boden vor Erosion und Wasserverlust.

11 Sharashkin, Leonid: The Secret of Cedar Products. Kahului: Moving Books 2008.

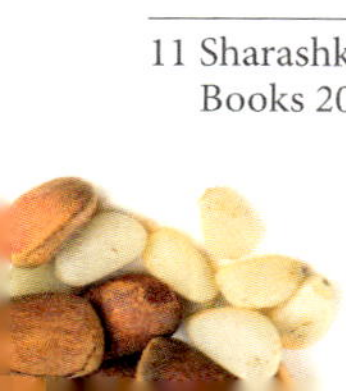

Eine einzige Zeder, so Anastasia im 10. Band der Anastasia-Bücher, kann pro Jahr viele Kilo Zedernnüsse hervorbringen, aus denen man Zedernnussöl pressen oder Zedernmilch herstellen kann, die auch für die Ernährung von Kleinkindern geeignet ist. »Man kann mit Sicherheit sagen, dass eine Familie, die ein Stück Land besitzt, auf dem zwei Zedern gedeihen, niemals, auch nicht bei einer ganz schlechten Ernte, Hunger leiden wird.«[12] Die Samen der Sibirischen Zeder schmecken nussartig, leicht harzig und mit einem feinen Waldaroma. Viele Feinschmecker schätzen den Geschmack der Zedernnuss noch mehr als den von Pinienkernen.

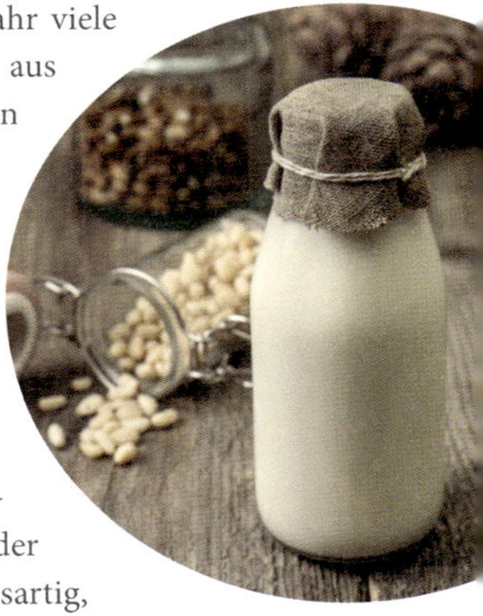

12 Megre, Wladimir: Anasta – Anastasia, Bd. 10. Jestetten, Zürich: Govinda 2011.

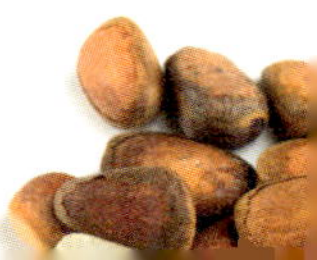

# Der Anbau der Sibirischen Zeder zu Hause

Sibirische Zedern kann man auch bei uns zu Hause keimen lassen und auspflanzen. Allerdings entwickeln die Bäume in ihrer sibirischen Heimat ganz andere Heilkräfte als in unseren gemäßigten Breiten. Es ist aber schön, dass wir uns – im Gegensatz zu Baobab, Moringa und Chia, denen ich ebenfalls Bücher gewidmet habe – auch bei uns am Wachstum dieser schönen Bäume erfreuen können.

Im Band 3 gibt Anastasia[13] Anbautipps vor allem für Stadtbewohner, um ihre Verbindung zur Natur zu stärken. Sie empfiehlt, die Nüsse eine Zeit lang im Mund aufzubewahren, bevor man sie einpflanzt. Das Gießwasser soll voller Ruhe und Frieden behandelt werden. Sie hat die Vision, dass überall am Stadtrand, an den Flussufern und zwischen den Häusern Zedern gepflanzt werden. »Sie wird Nachkommen haben und jenen neuen Zedern von der Seele erzählen, die sich um sie gekümmert hat.« Ein sehr schöner Gedanke, bei dem es um Nachhaltigkeit und das Denken in vielen Generationen geht.

13 Megre, Wladimir: Raum der Liebe – Anastasia, Bd. 3. Jestetten, Zürich: Govinda 2007.

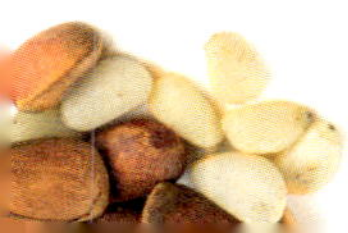

Etwas nüchterner beschrieben, funktioniert die Vermehrung der Sibirischen Zeder folgendermaßen:[14] Im Herbst nimmt man die Zedernnüsse aus den Zapfen und legt sie ungeschält für zwei Tage ins Wasser. Am zweiten Tag sollte das Wasser gewechselt werden. Im Freiland zieht man fünf Zentimeter tiefe Reihen in einem Abstand von 25 cm. 100 g Zedernsamen reichen für einen Meter. Wenn man die Samen gelegt hat, bedeckt man sie mit zwei bis drei Zentimetern Erde und einer ebenso dicken Schicht Späne. Um das Saatbeet sollte als Schutz ein Graben gezogen und dieser mit Tannenzweigen gefüllt werden. Eine Schicht Tannenzweige dient auch zur Abdeckung des Beetes. Im Frühjahr werden die Reihen mit Spänen gemulcht und gewässert. Haben die Zedernkeimlinge ihre aufgebrochenen Nussschalen abgeworfen, brauchen sie keinen Schutz mehr vor Verbiss. Nach etwa drei Jahren können die Bäumchen an ihren endgültigen Standort verpflanzt werden. Die Wurzeln werden zum Verpflanzen um etwa 20 cm eingekürzt, und man taucht sie in eine Nährlösung ein, einem weichen Brei, der zu gleichen Teilen aus Wasser und Kompost besteht.

Man kann auch kleine Sibirische Zedern (lat.: *pinus sibirica)* in einer Baumschule im Blumentopf kaufen oder im Versand bestellen.[15]

14 Vgl. auch: Rassochin, Alexej: Königin der Taiga. Frankeneck: Vega 2003.

15 Z. B. auf www.meerstern.de.

# Ein Überblick über die wertvollen Inhaltsstoffe

Wenn man sich die wertvollen Inhaltsstoffe der Zedernnuss vor Augen führt, verwundert es nicht mehr, dass sie den Sibirern seit Jahrtausenden zu ihrer sprichwörtlichen »eisernen« Gesundheit und ihrer Langlebigkeit verhelfen. Zedernnüsse und das daraus gewonnene Öl kommen nicht aus der Landwirtschaft, sondern aus unbehandelten und ungedüngten uralten Waldbeständen. Die Zedernnuss enthält einen hohen Anteil an Vitamin E und an mehrfach ungesättigten Fettsäuren, darunter vor allem die wertvolle Linolsäure, außerdem wichtige Spurenelemente wie Jod, Phosphor, Magnesium und Eisen. Linolsäure wird zur Bildung wichtiger Substanzen für das Immunsystem wie Prostaglandin E1 benötigt, das Entzündungen vorbeugt und die Zellmembranen stabilisiert.

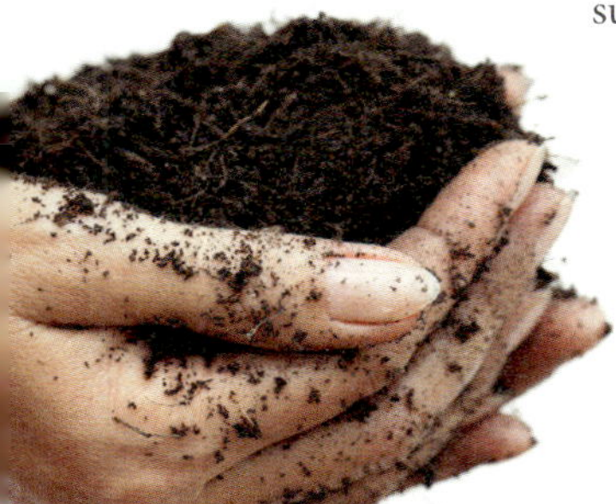

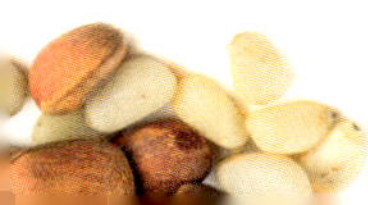

Zedernnüsse enthalten außerdem Lezithin, eine gute Nervennahrung, und eine hohe Konzentration an den Vitaminen B1, B2, B6, Niacin und Folsäure. Auffällig ist der Mineralienreichtum, besonders hervorzuheben sind Phosphor, Magnesium, Eisen, Zink, Kupfer und das Spurenelement Mangan. Zedernnüsse sind mit einem Eiweißanteil von fast 20 % ihres Gesamtgewichts eine hervorragende Proteinquelle. Die Pinol- und die Pinolensäure in Zedernnüssen haben einen besonders günstigen Einfluss auf den Cholesterinhaushalt. Laut dem russischen Forscher Paramonov enthält Zedernnussöl dreimal so viele essenzielle Aminosäuren wie Erdnussöl und anderthalbmal so viele wie Soja- und Sonnenblumenöl, und an phasphatidem Phosphor übertrifft das Zedernnussöl alle Nussöle überhaupt.[16]

100 g Zedernnüsse enthalten durchschnittlich 62,3 g Fett, davon 41,3 g mehrfach ungesättigte Fettsäuren und 15,4 g einfach ungesättigte Fettsäuren sowie 280 mg Phospholipide. Bei den Fettsäuren hat Linolsäure mit ca. 28 g den höchsten Anteil, dann folgen Ölsäure mit 14,6 g und Pinolensäure mit 12,3 g sowie – jeweils unter 3 g – Palmitinsäure, Stearinsäure, Pinolsäure, Alpha-Linolensäure, Arachinsäure, Eicosensäure und Eicosadiensäure. Beeindruckend ist der hohe Anteil an Gamma-Linolensäure. Zedernnussöl wird von den Sibirern als »das Öl des ewigen Lebens« bezeichnet, und Alexej Rassochin nennt es das »vielleicht beste Öl überhaupt.« Das Öl

16 Megre, Wladimir: Tochter der Taiga – Anastasia, Bd. 1. Jestetten, Zürich: Govinda 2013.

besteht zu 99,1 % aus Fett. Der Anteil an Fettsäuren ist damit etwa doppelt so hoch wie bei den Nüssen.

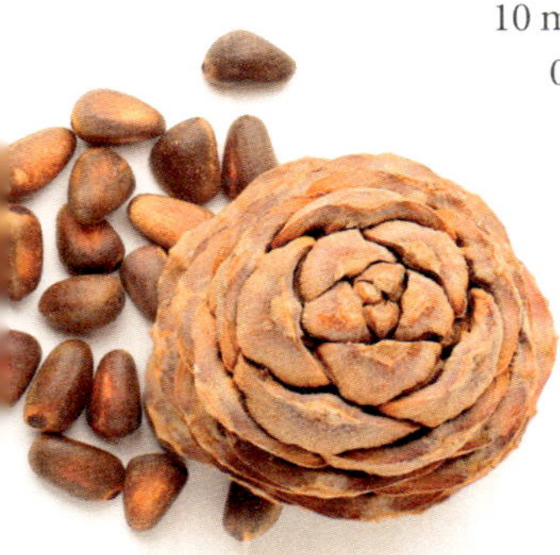

Auch der Vitamingehalt der Zedernnüsse ist beachtlich. Bezogen auf 100 g beträgt der Vitamin-E-Gehalt 16 mg, der Tagesbedarf eines Erwachsenen liegt bei etwa 10 mg. Vitamin B1 oder Thiamin ist mit 0,45 mg vertreten, das entspricht 32 % des Tagesbedarfs, Vitamin B2 oder Riboflavon mit 0,25 mg, das sind 15 % des Tagesbedarfs, Niacin mit 3,5 mg, das sind 19 % des Tagesbedarfs, und Vitamin B6 oder Pyridoxin mit 0,39 mg, das sind 20 % des Tagesbedarfs. Der Folsäure-Gehalt beträgt 75 µg, das entspricht 38 % des täglichen Bedarfs.

Der Mineralstoffgehalt pro 100 g beträgt 650 mg Kalium, das sind 33 % des täglichen Bedarfs, 11 mg Kalzium (1 % des täglichen Bedarfs), 510 mg Phosphor (64 % des täglichen Bedarfs), 225 mg Magnesium (75 % des Tagesbedarfs), 5,3 mg Eisen (38 % des täglichen Bedarfs) und 1,2 mg Kupfer (96 % des Tagesbedarfs).

Zedernnüsse enthalten zudem pro 100 g 200 µg Jod – mehr als jedes andere Lebensmittel –, was 43 % des Tagesbedarfs

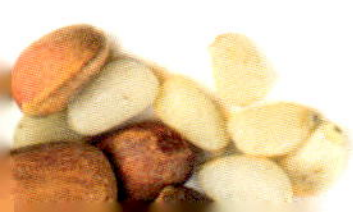

entspricht. Magnesium ist wichtig für die Knochenbildung. Mangan unterstützt die Verdauung und ermöglicht die Glukoseaufnahme, Eisen ist der Hauptbestandteil des roten Blutfarbstoffs Hämoglobin, Kupfer ist ebenfalls unentbehrlich für die Bildung der roten Blutkörperchen, und Phophor ist wichtig für gesunde Knochen und Zähne, für stabile Nerven und eine optimale Funktion unserer Muskeln.

Zedernnüsse enthalten außerdem jede Menge Enzyme. Um sicherzugehen, dass die Enzyme, die empfindlichen Fettsäuren und das Eiweiß erhalten sind, sollte man auf Rohkostqualität achten. Zur Verarbeitung der Nüsse werden oft Temperaturen von 60 bis 100 Grad Celsius eingesetzt, wodurch viele der wertvollen Inhaltsstoffe denaturiert und entwertet werden. Es gibt aber Anbieter, die die Sibirischen Zedernnüsse garantiert bei unter 40 Grad Celsius behandeln. Dieses Verfahren ist zwar aufwendiger, aber schonender.

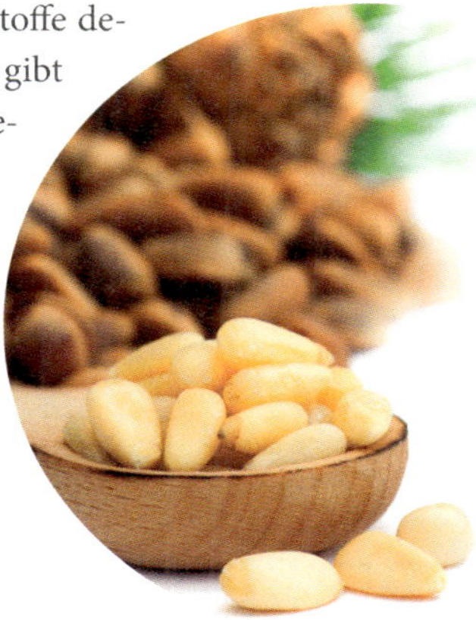

## Die Inhaltsstoffe im Einzelnen und ihre Bedeutung[17]

Die Zedernnüsse weisen ein ähnliches Inhaltsstoffspektrum wie Pinienkerne auf. Allerdings enthält die Sibirische Zedernnuss mehr Eisen, Zink, ein Viertel mehr Vitamin E und fast die doppelte Menge an Mangan. Auch das Fettsäurespektrum ist nicht identisch. Am Geschmack merkt man: Sibirische Zedernnüsse schmecken würziger, harziger, intensiver. 30 g Zedernnüsse entsprechen etwa zwei Teelöffeln oder einer Handvoll. Mit dieser kleinen Menge können Sie Ihr Risiko, an Herz-Kreislauf-Störungen zu erkranken, um etwa 50 % reduzieren.[18] Auch zum Abnehmen sind Zedernnüsse ideal, weil die mehrfach ungesättigten Fettsäuren und Ballaststoffe für ein lang anhaltendes Sättigungsgefühl sorgen. Zahlreiche Studien belegen: Wer regelmäßig Nüsse isst, hat einen geringeren Body-Mass-Index. Insgesamt kann man bei der Zedernnuss von einer »Sinfonie der Nährstoffe« sprechen – das Ganze ist größer als die Summe seiner Teile –, weil viele der Inhaltsstoffe energetisch zusammenwirken. So brauchen zum Beispiel Enzyme und Coenzyme Mineralien wie Zink, um optimal wirken zu können. Essen Sie Zedernnüsse, verwenden Sie Zedernnussöl, und Sie werden merken: Es fühlt sich an wie warmer Sommerregen, der auf ein ausgetrocknetes Stück Land fällt und neues Leben schenkt.

17 Werte zur Verfügung gestellt von »Passion4Fruit« und »Taiga Naturkost« (Vega Alexander Sojnikow e.K.) am 12.11.2015, wo nicht anders angegeben.

18 Laut »Physicians Health Study« und »Nurses Health Study«.

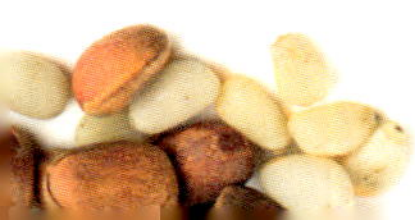

## 100 g Zedernnüsse:

### Nährwerte

- Brennwert 667 kcal/2791 kJ
- Eiweiß 19,1 g
- Kohlenhydrate 7,5 g
- Fette 62,3 g
  davon gesättigte Fettsäuren 4,24 g
- Ballaststoffe 5,6 g

### Mineralstoffe und Spurenelemente

- Magnesium (Mg) 225 mg
- Eisen (Fe) 5,3 mg
- Zink (Zn) 6,2 mg
- Kupfer (Cu) 1,2 mg
- Mangan (Mn) 10,8 mg
- Selen (Se) 0,70 µg
- Phosphor (P) 510 µg
- Kalzium (Ca) 11 µg
- Kalium (Ka) 597 µg[19]
- außerdem die Spurenelemente Vanadium, Molybdän, Nickel, Zinn und Bor

### Vitamine

- Vitamin E 16 mg
  davon Alpha-Tocopherol 9,33 mg
  davon Gamma-Tocopherol 11,15 mg[20]

---

19 National Nutrient Database for Standard Reference (USDA), Release 16, 2003.

20 Ebd.

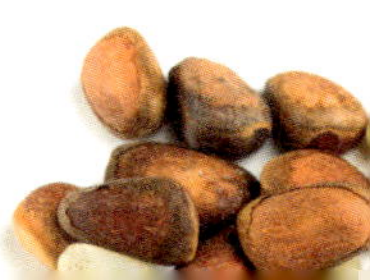

- Vitamin B1 (Thiamin) 0,45 mg
- Vitamin B2 (Riboflavin) 0,24 mg
- Vitamin B6 (Pyridoxin) 0,39 mg
- Niacin/Niacinsäure 3,5 mg
- Folsäure (B9) 75 µg
- Provitamin A 29 internationale Einheiten (IU)[21]
  davon Betacarotine 17 µg
  davon Lutein und Zeaxanthin 9 µg
- Vitamin K 53,90 µg[22]
- Vitamin C 0,80[23]

### Eiweiße

Besonders häufig vorkommende Aminosäuren:

- Tryptophan 40,88 mg
- Methionin 57,9 mg

70 % der Aminosäuren in Zedernnüssen sind essenziell, was einen Hinweis auf die hohe Bioverfügbarkeit des Zederneiweißes gibt.

### Fettsäurenzusammensetzung

- Palmitinsäure 4,2 % (vom Gesamtfettgehalt)
- Stearinsäure 2,3 %
- Ölsäure 23,5 %
- Linolsäure 46,2 %

---

21 Ebd.
22 Ebd.
23 Ebd.

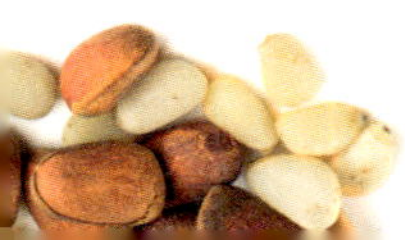

- Gamma-Linolensäure 18,9 %[24]
- Alpha-Linolensäure 0,3 %[25]
- Pinolensäure 1,7 %[26]
- Acharidonsäure 0,3 %
- Eicosensäure 1,2 %
- Eicosadiensäure 2,2 %

Im Nussöl finden sich darüber hinaus 1 % Stearidonsäure, 1,1 % Gadoleinsäure, 0,1 % Behensäure, je 0,2 % Erucasäure und Pinolsäure sowie kleinere Mengen von Lignocerinsäure und Nervonsäure. Da das Öl natürlich dieselbe Grundzusammensetzung wie die Nuss hat, finden sich diese seltenen Fettsäuren selbstverständlich auch in den Samen.

- gesättigte Fettsäuren gesamt 6,8 %
- ungesättigte Fettsäuren gesamt 93,2 %
  davon einfach ungesättigte Fettsäuren 24,7 %
  davon mehrfach ungesättigte Fettsäuren 66,3 %

Der Anteil der Phytosterole, der bioaktiven Substanzen mit antioxidativer und Herzschutzwirkung wie Stigmasterol, Campesterol und Beta-Sitosterol liegt laut USDA bei insgesamt 141 mg pro 100 g.[27]

---

24 Z. B. Shakovskii 2007, Averina 2010.
25 Shakovskii 2007.
26 Ebd.
27 Siehe auch Abschnitt über »Antioxidantien«.

## Mineralstoffe und Spurenelemente

Zedernnüsse sind eine hervorragende Eisen-, Zink- und Manganquelle. Mangan sorgt für starke Knochen und ist für die Verstoffwechslung von Eiweiß, Fett und Kohlenhydraten wichtig. Mangan ist auch Bestandteil vieler antioxidativ wirkender Enzymsysteme. Nur 20 g Zedernnüsse – das sind etwa 1 ½ Teelöffel – decken rund 40 % des Tagesbedarfs an diesem wichtigen Spurenelement. Der hohe Anteil an Zink und Eisen macht Sibirische Zedernnüsse besonders für Vegetarier, Veganer und Rohköstler zu einer sehr guten Wahl. 25 g Zedernnüsse entsprechen etwa 10 % der empfohlenen Tagesmenge dieser Mineralstoffe. Die Absorption von Pflanzeneisen wird durch Vitamin-C-haltige Speisen wie Avocados oder Tomaten verbessert. Was die Konzentration von Phosphor, Magnesium und Kalzium betrifft, stellen die Sibirische Zedernnuss und das daraus gewonnene Öl Pinienkerne in den Schatten.

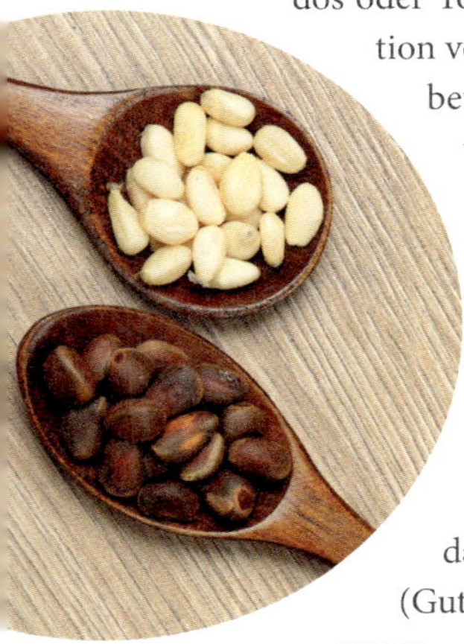

Kalzium ist das Knochenmineral und wichtig für die Neutralisierung von überschüssigen Säuren. Kalzium vermindert das Risiko für bestimmte Krebsarten wie beispielsweise Dickdarmkrebs und reguliert Bluthochdruck. (Gute Kalziumquellen sind außerdem Hanfsamen – 2 Teelöffel decken den Tagesbedarf – und Sesam.) Sibirische Zedernnüsse sind eine gute Ma-

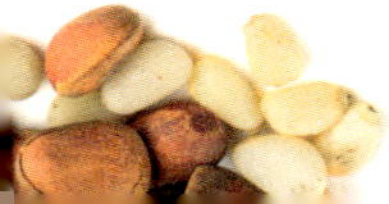

gnesiumquelle. Deutschland ist laut der Bertelsmann-Stiftung ein Magnesium-Mangelland. Dieses Mineral aktiviert mehr als 300 Enzyme, entspannt Herz und Muskeln, beugt Krebs vor und sorgt dafür, dass Kalzium in den Knochen eingelagert wird. Diabetiker, Schwangere und sportlich Aktive haben einen erhöhten Magnesiumbedarf. Eisen gehört zu den bedeutendsten Mineralien. Es ist nicht nur für die Blutbildung notwendig, sondern auch am Aufbau zahlreicher Enzyme beteiligt und stärkt das Immunsystem. Weitere sehr gute Eisenquellen sind Baobab-Fruchtpulver, Brennnesseln und vor allem Moringa-Blattpulver mit 25-mal so viel Eisen wie Spinat. Kupfer ist ein Spurenelement, das aber lebenswichtig ist, weil es an der Blutbildung beteiligt ist, viele Stoffwechselprozesse steuert, vor Herzerkrankungen schützt, das Immunsystem stärkt und wichtig für die Entgiftung ist.

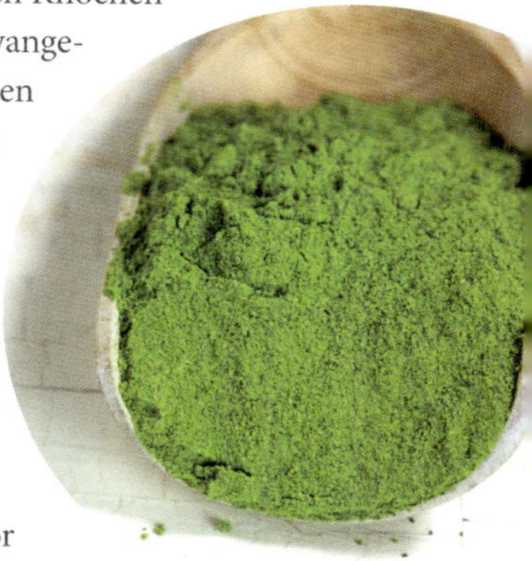

### Vitamine

Zedernnüsse enthalten rund 3,5 mg Niacin oder Vitamin B6 pro 100 g. Dieses B-Vitamin ist wasserlöslich und spielt im Zellstoffwechsel eine wichtige Rolle, ist aber ganz besonders wichtig für die optimale Funktion des Nervensystems und die Energiegewinnung durch die Nahrungsaufnahme. Eine

Handvoll Nüsse deckt etwa 13 % des täglichen Bedarfs. Zedernnüsse sind außerdem eine gute Quelle für Vitamin B1 oder Thiamin sowie Vitamin B2 oder Riboflavin. Thiamin gilt als »Gute-Laune-Vitamin« und fördert die Energiegewinnung in den Mitochondrien, den Kraftzentren der Zellen. Riboflavin gilt als »Energie- und Hautvitamin« und ist wichtig für eine gesunde Nierenfunktion und die Bildung roter Blutkörperchen. Vitamin B6 oder Pyridoxin wird auch »Verdauungsvitamin« genannt, weil es an der Verstoffwechslung von Eiweiß maßgeblich beteiligt ist. Es hilft auch beim Aufbau von Antikörpern und wird zur Bildung der Neurotransmitter Serotonin und Dopamin benötigt. Daher wirkt es auch stimmungsaufhellend und verbessert die Stressresistenz.

Sibirische Zedernnüsse enthalten 75 µg Folsäure oder Vitamin B9 pro 100 g. Unsere Ernährung ist aufgrund der industriellen Lebensmittelverarbeitung folsäurearm geworden. Durch Kochen wird 50 % der Folsäure zerstört. Ein Mangel an Folsäure gilt als eine der häufigsten Vitaminmangelerkrankungen. Folsäure ist wichtig für den Aufbau körpereigenen Eiweißes und für die Regeneration der DNS, senkt das Krebs- und Herzinfarktrisiko und sorgt für die gesunde Entwicklung des Ungeborenen im Mutterleib. Wer einen Folsäuremangel hat, leidet oft unter Kurzatmigkeit, Erschöpfung, Immunschwäche, Reizbarkeit, Entzündungsneigung, Angstzuständen und Depressionen. Die Deutsche Gesellschaft für Ernährung (DGE) empfiehlt Frauen eine Zufuhr von 0,3 mg Folsäure und Männern eine von 0,4 mg. Auch Weizenkei-

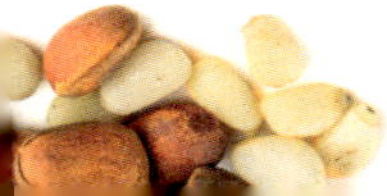

me, Bierhefe, Rote Bete und Moringa-Blattpulver enthalten reichlich Folsäure.

Besonders beeindruckend ist der hohe Vitamin-E-Gehalt der Zedernnüsse mit rund 16 mg pro 100 g. Im Zedernnussöl finden sich sogar 36 mg pro 100 g dieses Vitamins! Pinienkerne enthalten auch schon viel Vitamin E, mit knapp 13 mg jedoch beträchtlich weniger. Nur 30 g Zedernnüsse decken mehr als die Hälfte des täglichen Vitamin-E-Bedarfs. Zedernnüsse oder Zedernnussöl sollten nicht erhitzt werden, weil dadurch bis zu 60 % dieses wertvollen Vitamins deaktiviert werden. Vitamin E schützt die Fette in den Zellmembranen vor Oxidation, steigert die Fruchtbarkeit, und ein ausreichend hoher Vitamin-E-Spiegel senkt das Risiko für Herzerkrankungen um rund 50 %. Die Weltgesundheitsorganisation (WHO) betrachtet den Vitamin-E-Spiegel im Blut als den besten Indikator zur Bestimmung des Herzinfarktrisikos. Vitamin E steigert die Aktivität der Thymuszellen um bis zu 65 %. Die T-Zellen der Thymusdrüsen bilden die Abwehrelite und befehligen alle anderen weißen Blutkörperchen. Chlor im Leitungswasser sowie die Anti-Baby-Pille verringern übrigens die Aufnahme von Vitamin E aus der Nahrung.

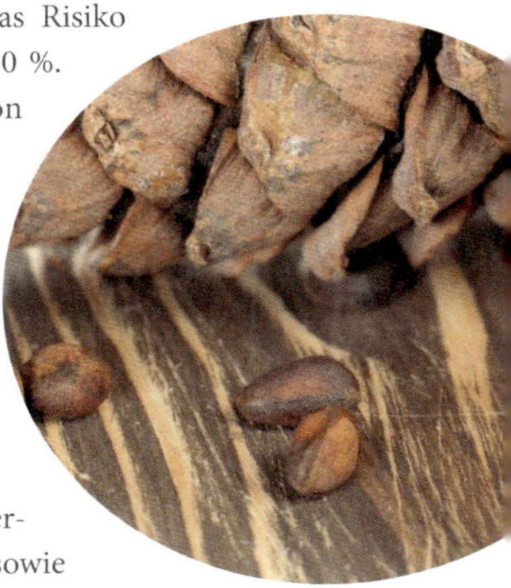

Das Vitamin E in den Samen der Sibirischen Zeder hat eine besonders gesunde Zusammensetzung. Mehr als die Hälfte davon liegt als Gamma-Tocopherol vor, der Rest als Alpha-Tocopherol. Alpha-Tocopherol ist ein starkes Antioxidans. Dieses Vitamin E reduziert das Risiko für Brust- und Dickdarmkrebs und verhindert das Wachstum von Krebszellen zehnmal so effektiv wie »normales« Vitamin E, das auch für seine krebsvorbeugende Wirkung bekannt ist. In vielerlei Hinsicht ist das seltene Gamma-Tocopherol diesem aber noch überlegen. Ein ausreichend hoher Gamma-Tocopherol-Spiegel senkt das Risiko für Männer, an Prostatakrebs zu erkranken, um rund 80 %, und das Risiko für Frauen, an Brustkrebs zu erkranken, um beachtliche 60 %. Daher ist das Zedern-Vitamin-E hervorragend als Prophylaxe für verschiedene Krebsarten geeignet. Gamma-Tocopherol »quencht« Stickstoffdioxid, macht also dieses gefährliche freie Radikal unschädlich. Gamma-Tocopherol-Chinin, ein Stoffwechselprodukt dieses Vitamins, tötet neben Brustkrebs- auch Leukämiezellen. Dieses spezielle E-Vitamin beugt auch Dickdarmkrebs vor, indem es dort die Apoptose von Krebszellen, also deren »Suizidprogramm« aktiviert. Viele Menschen in den USA und Deutschland haben einen zu geringen Vitamin-E-Spiegel. Bei einem ausreichend hohen Vitamin-E-Spiegel ist das Risiko für Alzheimer, Bluthochdruck und andere Herz-Kreislauf-Krankheiten deutlich verringert.

Das Gamma-Tocopherol in Zedernnüssen wirkt außerdem entzündungshemmend. Der Effekt des Tumor-Nekrose-

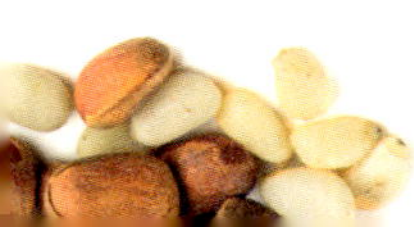

Faktors Alpha, der Entzündungen fördert, wird reduziert. Außerdem wird die Aktivität von reaktiven Stickoxiden gebremst, die vor allem für chronische Entzündungen verantwortlich sind. Das Gehirn wird vor der Oxidation von Fetten und damit vor neurologischen Erkrankungen wie Alzheimer geschützt. Gamma-Tocopherol bewahrt außerdem die Zellen der Bauchspeicheldrüse vor Schäden durch Interleukin-1-Beta. Damit wirkt das Zedernnuss-Vitamin E als Diabetes-Prophylaxe. Dieses Vitamin E fördert die Insulinempfindlichkeit der Zellen und senkt damit einen zu hohen Blutzuckerspiegel. Auch bremst Gamma-Tocopherol die Oxidation von Fetten in den Arterieninnenwänden und im Blut und mindert so das Risiko, einen Herzinfarkt zu erleiden. Im Tierversuch zeigte sich, dass die geistige Kapazität von älteren Mäusen durch Vitamin-E-reiche Nahrung erheblich verbessert werden kann. Vitamin-E-Tabletten hatten diese Wirkung jedoch nicht. Gamma-Tocopherole wie in Zedernnüssen schützen das Gehirn noch effektiver als die bekannten und häufig vorkommenden Alpha-Tocopherole, die ebenfalls in Zedernnussöl enthalten sind.

Zedernnüsse sind eine der reichhaltigsten und besten Vitamin-E-Quellen überhaupt. Vitamin E sorgt für schöne Haut, indem es den Aufbau von Kollagen auch noch im Alter fördert. Wunden heilen schneller, und die Haut wird vor UV-Strahlung und Umweltgiften geschützt. Eine Vitamin-E-reiche Ernährung lässt Haare sprießen und verbessert das Haarwachstum. Bei Patienten mit Neurodermitis führte eine

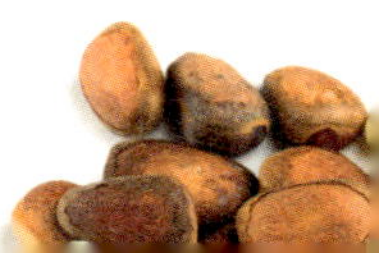

Ergänzung der Nahrung mit natürlichem Vitamin E über acht Monate zu einer signifikanten Linderung der Symptome. Vitamin E bietet auch einen hervorragenden Augenschutz. Menschen mit einem niedrigen Vitamin-E-Wert im Blut haben ein vierfach so hohes Risiko, an Katarakt (grauem Star) zu erkanken, wie Menschen, die ausreichend mit Vitamin E versorgt sind. Besonders Gamma-Tocopherol kann der altersbedingten Makuladegeneration (AMD) vorbeugen, unter der allein in Deutschland mehr als 2 Millionen Menschen leiden. AMD ist die Hauptursache für Erblindung in den Industrieländern. Auch die Carotinoide Lutein und Zeaxanthin in Zedernnüssen schützen die Augen vor AMD. Diese Betacarotine gehören ebenfalls zum Provitamin A. Dieses »Augenschutz-Vitamin« ist in Zedernnüssen in solcher Form vorhanden, dass der Körper nur die Menge in Vitamin A umwandelt, die er benötigt. Eine Überdosierung, wie sie bei Vitamin A tierischen Ursprungs möglich ist, ist daher ausgeschlossen.

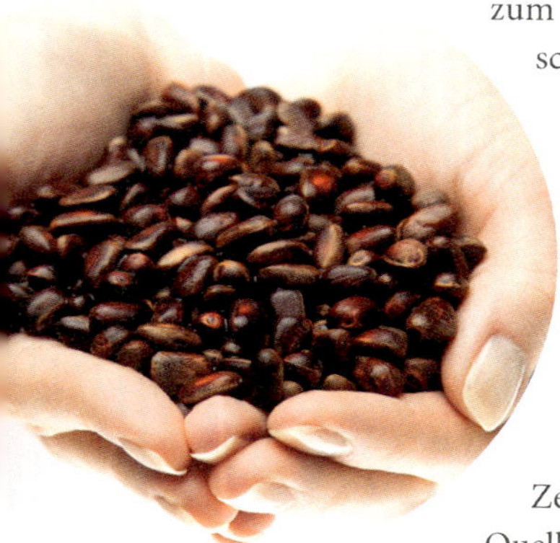

Zedernnüsse sind auch eine gute Quelle für Vitamin K. Dieses 1935 entdeckte Vitamin wird eigentlich von einer gesunden Darmflora produziert. Aber wer hat die heutzutage noch? Dieses Vitamin wird für die Synthese von wichtigen Proteinen benötigt, die auch am Knochenstoffwechsel beteiligt sind, und spielt eine wichtige Rolle bei der Blutgerinnung. Vitamin K verhindert Krämpfe bei Menstruierenden und stoppt zu starke Blutungen. Mehr als die Hälfte der Senioren haben heutzutage einen Vitamin-K-Mangel. Zudem verursacht Stress einen erhöhten Verbrauch an Vitamin K. Synthetisch hergestelltes Vitamin K wirkt in höherer Dosierung toxisch. Getreidegräser wie Gerstengras sowie Moringablätter sind eine hervorragende Vitamin-K-Quelle.

### Eiweiße

Zedernnüsse sind eine gute Eiweißquelle. Allerdings ist die biologische Wertigkeit des Nuss-Proteins nicht so hoch wie die von Hühnereiweiß. Veganer sollten sich also nicht auf Nüsse als alleinige Eiweißquelle verlassen. Einige Aminosäuren wie Isoleucin sind im Vergleich unterrepräsentiert, andere wie Phenylalanin und Tyrosin dafür in höherer Konzentration vorhanden. Der Leucin-Gehalt ist ähnlich wie der von Hühnereiern.

Eines der wichtigsten Eiweiße ist Arginin, das eine Schlüsselstellung beim körpereigenen Aminosäurenaufbau einnimmt. Arginin sorgt auch dafür, dass die Arterien geschmeidig und elastisch bleiben. Das Verhärten von Arterien kann zu Herzkrankheiten führen. Der hohe Gehalt an Arginin und Glycin in Zedernnüssen verringert das Risiko chronischer degenerativer Erkrankungen, die vom Blutzuckerspiegel beeinflusst werden, wie das Metabolische Syndrom und Diabetes.

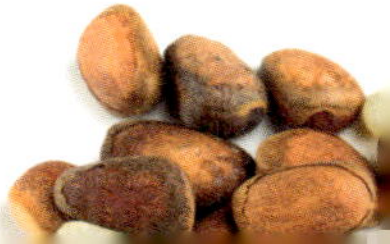

In Zedernnüssen ist der Gehalt von Lysin im Vergleich zu Arginin gering, was sich positiv auf das Herz auswirkt. Es gibt zahlreiche Studien, die nachweisen, dass unter diesen Umständen die Bildung von Enzymen gefördert wird, die die Gefäße schützen. Im Gegensatz dazu ist das Verhältnis in Proteinen tierischen Ursprungs umgekehrt – mehr Lysin, weniger Arginin – und damit ungünstig. Tierisches Eiweiß fördert die Bildung von Cholesterinablagerungen in den Arterieninnenwänden. Das Lysin-Arginin-Verhältnis in Zedernnüssen ist noch förderlicher als das in Sojabohnen. Hiermit – und mit der hohen Konzentration an herzgesunden Omega-3-Fettsäuren – dürfte zusammenhängen, dass Menschen, die zweimal die Woche Nüsse zu sich nehmen, ein um 47 % geringeres Risiko tragen, an einem plötzlichen Herztod zu sterben, und ein um 30 % geringeres Risiko, an Herz-Kreislauf-Störungen zu erkranken.[28] Kein Wunder, dass die US-amerikanische Lebensmittelbehörde (FDA) 2004 eine explizite Gesundheitsaussage zu Nüssen wie der Zedernnuss machte: »Wissenschaftlich wurde bewiesen, dass zwei Teelöffel Nüsse pro Tag das Risiko für Herzerkrankungen senken.«

### Fettsäuren

Zedernnüsse enthalten zu mehr als 90 % ungesättigte Fettsäuren, was sehr selten bei Nüssen ist. Damit zählen die Samen der Sibirischen Zeder zu den besten Quellen von gesundheitlich sehr hochwertigem Fett. Zedernnüsse enthalten

28 Albert, C. M., Gaziano, J. M. et al.: Nut consumption and decreased risk of sudden cardiac death in the Physicians' Health Study. In: Arch Intern Med 162, 2002, S. 1382–1387.

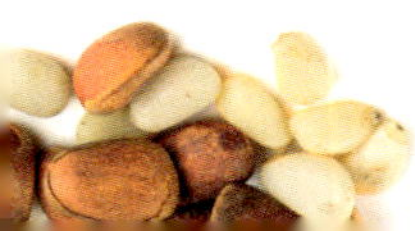

ebenfalls ungewöhnlich viele essenzielle Fettsäuren, die der Körper über die Nahrung aufnehmen muss. Dazu gehören die Omega-3- und Omega-6-Fettsäuren. Alpha-Linolensäure gilt als die »Mutter« aller Omega-3-Fettsäuren, Linolsäure als die aller Omega-6-Fettsäuren, man spricht von »Stammfettsäuren«. Linolsäure ist eine zweifach ungesättigte, Alpha-Linolensäure eine dreifach ungesättigte Fettsäure. Diese Fettsäuren sind für den gesamten Organismus wichtig: für den Aufbau von Gewebe, den Hormonhaushalt, ein starkes Immunsystem, ein leistungsfähiges Gehirn bis ins hohe Alter, die Fortpflanzungsorgane, Herz und Kreislauf sowie die Nerven und die Atmung. Omega-3-Fettsäuren halten Zellwände und Haut elastisch und verbessern die Zellatmung. Sie bremsen Entzündungen und Krebswachstum.

In unserer Zivilisationskost ist das Verhältnis von Omega-6- zu Omega-3-Fettsäuren völlig aus dem Gleichgewicht geraten. In der Steinzeit war dieses Verhältnis 1 zu 1, die Ärzte fordern ein Verhältnis von 3 zu 1. In Deutschland liegt es bereits bei 16 zu 1, in den USA bei 21 zu 1. Die Ursache dafür ist die Fütterung der Nutztiere mit Omega-6-lastigem Getreide statt mit Omega-3-reichem Gras und Heu. Selbst Zuchtfische werden mittlerweile mit Sojaschrot gefüttert! Omega-6-Fettsäuren sind essenziell, aber im Übermaß fördern sie Entzündungen, Demenz, Arthritis, Herzkrankheiten, Darmentzündungen und Krebswachstum. Omega-3-Fettsäuren hingegen bekämpfen Arteriosklerose oder Arterienverkalkung, Herzkrankheiten, Entzündungen, Depressionen, Verhaltensstörungen wie

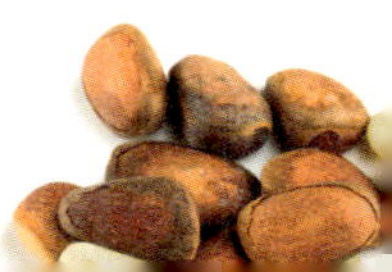

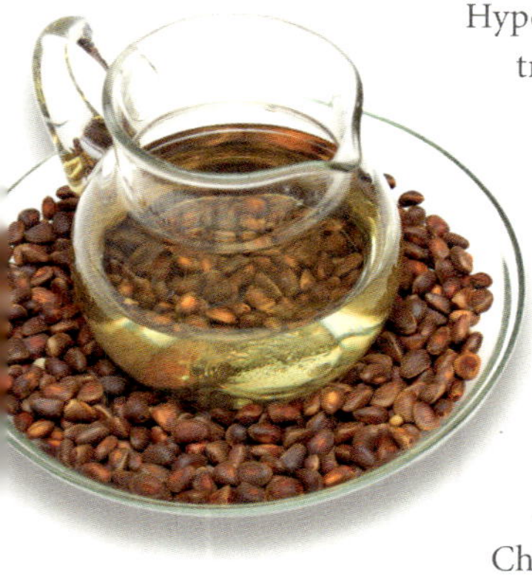

Hyperaktivität, mangelnde Impulskontrolle und Aufmerksamkeitsdefizite. Im Zedernnussöl ist dieses Verhältnis besser: Es besteht zu 45 % aus der Omega-6-Fettsäure Linolsäure und zu 16,6 % aus der Omega-3-Fettsäure Linolensäure und entspricht damit der Empfehlung von 3 zu 1. Man spricht von einem idealen Fettsäurenprofil. Als Kur könnten Sie erst einmal mit Chiasamen, der reichhaltigsten Omega-3-Quelle im Tier- und Pflanzenreich, Ihren Fettsäurehaushalt ins Gleichgewicht bringen und dann zu Zedernnüssen, Zedernnussöl oder Hanföl mit ihrem idealen Fettsäurespektrum wechseln.

Ölsäure ist eine einfach gesättigte Fettsäure, die dabei hilft, gefährliche Triglyceride im Körper zu eliminieren. Ölsäure ist auch sehr gut fürs Herz, weshalb die Kreta-Diät, bei der vor allem Olivenöl zum Einsatz kommt, das besonders viel Ölsäure enthält, von Herzspezialisten empfohlen wird. Ölsäure senkt einen zu hohen Cholesterinspiegel, schützt die Arterien vor Schäden und wirkt damit Herzinfarkt und Schlaganfall entgegen. Diese Fettsäure senkt den LDL-Spiegel – LDL ist das »böse« Cholesterin, das zu Arteriosklerose führt – und lässt den Spiegel vom »guten« Cholesterin HDL steigen. Das schafft kein Medikament. Der Gehalt an Omega-9-Fettsäure

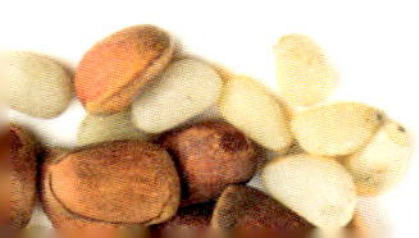

sorgt, neben dem an Antioxidantien wie Vitamin E, dafür, dass Zedernnussöl auch ohne Kühlung lange haltbar ist, im Gegensatz etwa zu Leinöl. Ölsäure hat eine antifungizide Wirkung zum Beispiel gegenüber Schimmelpilzen. Ölsäure senkt außerdem das Risiko, an Brustkrebs zu erkranken, sorgt für einen ausgeglichenen Blutzuckerspiegel und senkt erhöhte Zuckerwerte.

Gamma-Linolensäure ist eine dreifach ungesättigte Omega-6-Fettsäure und eine Vorstufe von Prostaglandin E, einem Gewebehormon, das Entzündungen bekämpft. Der Gehalt an Gamma-Linolensäure (GLA) wird für viele der Gesundheits- und Heilwirkungen von Sibirischen Zedernnüssen verantwortlich gemacht. Aus GLA bildet der Körper Dihomogammalinolensäure (DGLA). Diese Fettsäure stärkt das Immunsystem, heilt Leberschäden, hilft bei Akne, Multipler Sklerose (MS), Neurodermitis, Aufmerksamkeitsdefizit-Syndrom (ADS), sie heilt Leberschäden und beugt dem prämenstruellen Syndrom (PMS) vor. Sie mindert das Risiko von Allergien, lindert die Symptome von rheumatoider Arthritis, verzögert die Hautalterung und wird therapeutisch bei Darm- und Prostatakrebs und bei neurologischen Erkrankungen wie auch Schizophrenie eingesetzt. GLA senkt einen zu hohen Blutdruck und mildert Wechseljahresbeschwerden. Sie blockiert ein Enzym, das für die Bildung von Metastasen verantwortlich ist und wird daher auch in der Krebsbehandlung eingesetzt. In Zellstudien löste GLA den Zelltod von menschlichen Leukämiezellen aus. GLA stimuliert die Mitochondrien, die Kraftwerke der Zel-

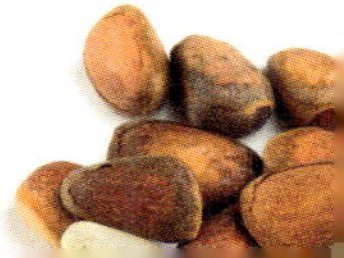

len, mehr Körperfett zu verbrennen, und hilft dadurch bei der Gewichtsabnahme. Sie senkt zudem einen zu hohen Cholesterinspiegel und einen zu hohen Blutdruck und beugt damit Herz-Kreislauf-Erkrankungen vor.

Einzigartig und gesundheitlich besonders wertvoll ist in Zedernnüssen der Gehalt an Pinolsäure und Piolensäure. Deren Wirkungsweise wird gerade erforscht. Was jetzt schon erwiesen ist: Sie haben eine herausragend günstige Wirkung auf den Cholesterinhaushalt und beugen damit Herz-Kreislauf-Erkrankungen vor.[29]

Die mehrfach ungesättigten Fettsäuren in Zedernnüssen feuern den Atmungsprozess der Zellen an und machen die Zellmembranen geschmeidig und durchlässig für Nährstoffe. Sie erhöhen den Widerstand des Körpers gegenüber radioaktiver und UV-Strahlung, fördern Heilungsprozesse, die Erneuerung des Gewebes und sorgen für Schutz vor Entzündungen. Ungesättigte Fettsäuren haben exzellente Eigenschaften, was die Verjüngung und Regeneration der Haut betrifft, weil sie auch in die tieferen Hautschichten vordringen und von innen die Haut weich machen und aufpolstern.[30]

Das in Zedernnüssen enthaltene Behenöl war schon im alten Ägypten beliebt als Hautpflegemittel. Es ist sogar in der Lage, Altersflecken zum Verschwinden zu bringen. Behenöl ist eine sehr stabile Fettsäure, die auch ohne Kühlung fast unbegrenzt

29 Rotraut Carrasco, S. 29.
30 Averina, Seewald, Müller u. a., 2010.

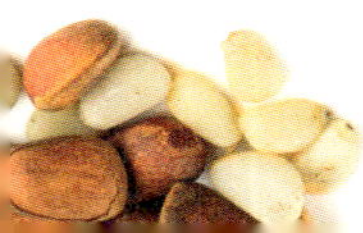

haltbar ist und wird seit Jahrtausenden für die Wund- und Hautpflege verwendet.

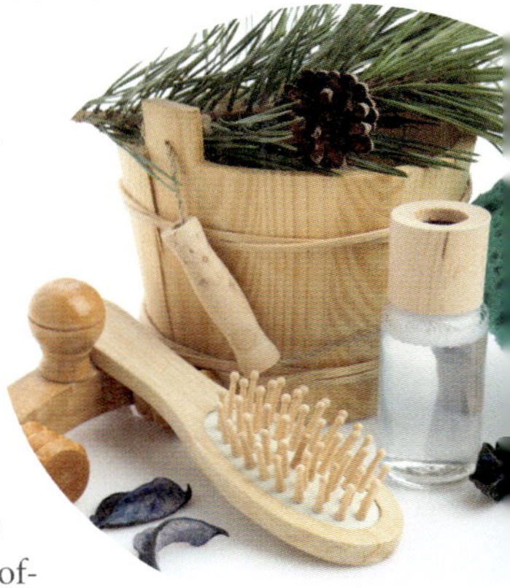

»Fett macht fett«, dachte man früher. Dies gilt aber nicht für die überwiegend einfach und mehrfach ungesättigten Fettsäuren in Nüssen. Sibirische Zedernnüsse haben ein besonders günstiges Fettsäurenprofil. Zahlreiche Studien zeigen, dass Nüsse hauptsächlich aufgrund von Omega-3-Fettsäuren und Ballaststoffen den Appetit noch Stunden nach dem Verzehr dämpfen und dass diese Fette nicht als Fettpolster abgespeichert, sondern vom Körper zum Aufbau der Zellwände – vor allem derer der Nervenzellen auch im Gehirn – verwendet werden. Außerdem optimieren Omega-3-Fettsäuren den Stoffwechsel und die Zellatmung. Die gesunden Fette in Zedernnüssen machen daher schlank, nicht dick.[31]

### Antioxidantien

Zedernnüsse und Zedernnussöl enthalten eine Fülle von Antioxidantien. Diese sind wichtig als Gegenspieler der freien Radikale, aggressiver Sauerstoffverbindungen, die für verfrühte Alterungsprozesse und das Entstehen chronischer

31 Rajaram, S., Sabaté, J.: Nuts, body weight and insulin resistance. Br J Nutr 96, sup. 2, 2006, S. 79–89.

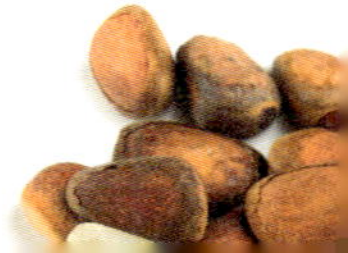

Krankheiten verantwortlich gemacht werden. Eine Studie aus dem Jahr 2008[32] ergab, dass Sibirische Zedernnüsse voller Polyphenole wie Katechine, Epicatechin und Anthocyaniden stecken. In Bakterienkulturen hatte ein Zedernnussextrakt eine antimutagene Wirkung, das heißt, er brachte Krebszellen zum Absterben. Polyphenole sind sekundäre Pflanzenstoffe, die Fettablagerungen in den Blutgefäßen abbauen. Katechine verbessern die Hautstruktur und Hautfunktion und schützen vor Strahlenschäden durch UV-Licht. Sie erhöhen wesentlich effektiver als Vitamin E und Betakarotin die antioxidative Kapazität des Blutplasmas. Katechine können die Apoptose, den Zelltod der Krebszellen, auslösen und schützen die DNS vor Strahlenschäden.

Epicatechin stärkt das Endothel, die innerste Wandschicht von Lymph- und Blutgefäßen. Dadurch kann zu hoher Blutdruck sinken. Polyphenole beugen Herzinfarkt vor, verhindern das Verklumpen von Blutplättchen und die Oxidation von Fetten. Anthocyane und Flavonoide beugen Arteriosklerose vor. Polyphenole verringern das Risiko, an Alzheimer zu erkranken, um bis zu 76 %.[33] Sie hemmen sogar die Entwicklung von Karies. Polyphenole stärken das Immunsystem, verringern Entzündungen, wirken antimikrobiell und antiviral. Die sekundären Pflanzenstoffe sind ein Tausendsassa, was ihre gesundheitlichen Vorzüge betrifft.

32 Lantto, Dorman, Shikov et al., in: »Planta Med« 2008.
33 Laut einer Studie des Vanderbilt University Medical Center.

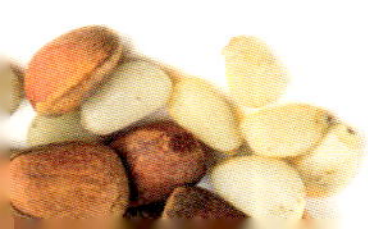

Die Phytosterine Kampesterol (2,98 %[34]), Sitosterol (9,95 %) und Fukosterol (0,92 %) sowie Squalen (0,47 %) haben ebenfalls antioxidative Eigenschaften.

Auch Vitamin A, die B-Vitamine, Vitamin C, D und E sowie Lutein aus Zedernnüssen wirken als kraftvolle Antioxidantien. Sie schützen die Zellen vor Schäden durch freie Radikale und verbessern gleichzeitig die Sehkraft. Squalen, ein Steroid, verringert das Risiko für eine große Anzahl von Krebsarten (Lungen-, Dickdarm- und Hautkrebs) und verringert das Blutcholesterin. Die Schutzeffekte von Squalen werden auf seine Wirkung als Antioxidans zurückgeführt. Auch die Phytosterole in Sibirischen Zedernnüssen, einschließlich Beta-Sitosterol, Kampesterol und Stigmasterol, behindern die körpereigene Cholsterinaufnahme, lassen den Wert des »guten« HDL-Cholesterins ansteigen und den Wert des »schlechten« LDL-Cholesterings sinken. Zudem haben sie antioxidative Eigenschaften.

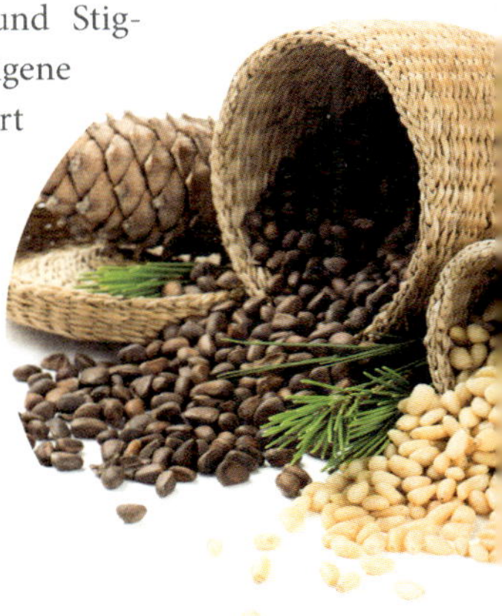

34 Shikov 2008.

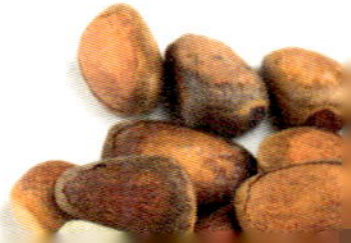

## Zedernnüsse – ein Super Food

Zedernnussöl enthält:

- 3-mal so viel Vitamin E wie Kokosöl und 5-mal so viel wie Olivenöl
- 12-mal so viel Magnesium wie Brokkoli, 6-mal so viel wie Bananen und 4-mal so viel wie Spinat, auch mehr als Braunhirse
- 5-mal so viel Eisen wie Spinat und 2 ½-mal so viel wie Rinderleber
- 10-mal so viel Phosphor wie Milch
- 5-mal so viel Vitamin K wie ein Hühnerei
- doppelt so viel Mangan wie Haferflocken und 3-mal so viel wie Weizenvollkorn
- mehr Kalium als Kartoffeln
- 3-mal so viel Zink wie Haferflocken
- 4 ½-mal so viel Gamma-Linolensäure (GLA) wie Hanfsamen

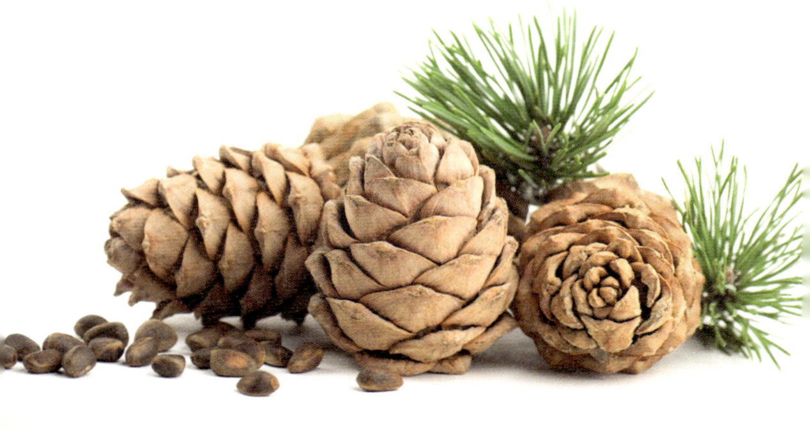

# Wissenschaftliche Studien zur Sibirischen Zedernnuss

Alle Teile der Sibirischen Zeder – die Rinde, die Nadeln, das Holz und die Nüsse – werden seit alters in der russischen Volksmedizin verwendet. Moderne Studien bestätigen jetzt, was die Schamanen der Taiga seit Jahrtausenden wissen: Zedernnussöl wirkt antibakteriell, fördert die Wundheilung und lindert rheumatische Beschwerden. Nicht umsonst gilt die Zeder in Sibirien als Symbol für Jugendlichkeit und Langlebigkeit.

Im Frühjahr 2005 wurde an der Medizinischen Akademie von St. Petersburg[35] eine Studie zu den gesundheitlichen Wirkungen von Zedernnussöl bei der Behandlung von chronischer Gastritis und Hepatose veröffentlicht. Hepatosen sind Lebererkrankungen nicht alkoholischen Ursprungs. In der Studie wird Zedernnussöl als »Mittel mit einer vielseitigen klinischen Effektivität« bezeichnet, das sich vor allem durch

35 Lobsin, Prof. Dr. med. habil. J. W., Grinewitsch, Prof. Dr. med. W.B.: Bericht über die Durchführung einer wissenschaftlichen Studie zum Thema: Untersuchung der therapeutischen Wirkung von der Nahrungsergänzung »Zedernnussöl« bei der komplexen Behandlung von Erkrankten an chronischer Gastritis und an Steatohepatose. Sankt Petersburg, 1. Juni 2005.

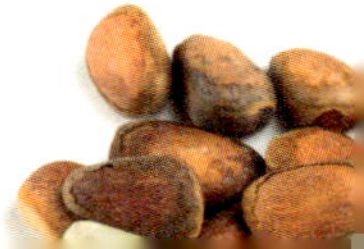

seine »positive Wirkung auf die Regulierungsmechanismen des Leber-Galle-Systems auszeichnet«. Leber- und Gallefunktionen normalisierten sich. Auch ist von einer »Normalisierung der Leberstruktur« die Rede. Im Fettstoffwechsel kam es zu deutlichen Verbesserungen bei der Einnahme von 2-mal täglich 3 g Zedernnussöl infolge einer Absenkung des Gesamtcholesterins und zu einer positiven Veränderung der Zusammensetzung, und das in einem Zeitraum von nur drei Wochen. Der Gesamtcholesterinspiegel sank bei gleichzeitiger Steigerung des Anteils an HDL-Cholesterin, dem »guten« Cholesterin, was sich positiv auf die Gefäße auswirkt. Der HDL-Cholesterin-Spiegel nahm im Untersuchungszeitraum um 19 % zu, der des »bösen« LDL-Cholesterins sank um 17 %. Cholesterinsenkende Mittel können zwar die LDL-Konzentration vermindern, verringern damit aber auch die Konzentration des HDL. Der Gesamtanteil des Cholesterins im Blutserum sank bei den mit Zedernnussöl behandelten Patienten von 147 mg je dl Blut auf einen Wert von 120 mg. Die Ablagerungen in den Arterieninnenwänden, Risikofaktoren für Herzinfarkt und Schlaganfall, bestehen hauptsächlich aus Cholesterin. Zedernnussöl und Zedernnüsse leisten damit einen Beitrag zur Vorbeugung von Herz-Kreislauf-Erkrankungen.

Das Zedernnussöl hatte auch einen günstigen Einfluss auf den Zuckerhaushalt, der Glukosespiegel verringerte sich signifikant. Damit stellen Zedernnüsse und das darin enthaltene Öl eine gute Diabetes-Prophylaxe dar. In Deutschland

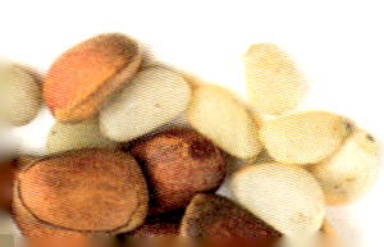

allein leiden mehr als 8 Millionen Menschen unter erworbener Diabetes (Diabetes Typ II) mit einer Dunkelziffer von 1 bis 2 Millionen.

Überzeugende Ergebnisse erzielte die Studie auch bei der Therapie von Entzündungen der Magenschleimhaut (Gastritis). Diese kann sich zu einem Magengeschwür entwickeln. Bricht dieses durch die Magenwand, wird die Situation lebensgefährlich. Napoleon Bonaparte starb an solch einem durchgebrochenen Magengeschwür. Die Beschwerden durch die Gastritis verschwanden in der Studie bei Einnahme von Zedernnussöl entweder völlig oder gingen um mindestens die Hälfte zurück. Die Beschwerden von Patienten mit der Lebererkrankung Hepatose, die vor allem in Brechreiz bestehen, verringerten sich um ein Drittel. Reizdarmsymptome wie Völlegefühl und Bauchschmerzen nahmen deutlich ab oder verschwanden. Der Stuhlgang aller Patienten, die damit Probleme hatten, normalisierte sich. Die Leiter der Studie empfehlen Zedernnussöl daher »als zukunftsweisendes Mittel der komplexen Therapie von Erkrankungen, die durch fortschreitende Fettstoffwechselstörungen gekennzeichnet sind«.

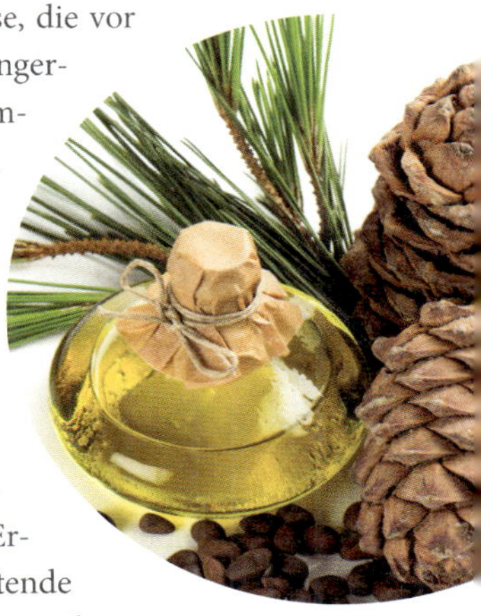

An der Sibirischen Staatlichen Medizinischen Universität der Stadt Tomsk bestätigte das Onkologische Forschungsinstitut die Heilwirkung bei Krebspatienten und bei Menschen, die in Tschernobyl mit radioaktiver Strahlung verseucht worden waren. Den Forschern zufolge wirkt Zedernnussöl prophylaktisch gegen Arteriosklerose, Bluthochdruck, Entzündungen der Bauchspeicheldrüse, Silikose und Leberzirrhose. Therapeutisch zeigt das Öl Erfolge bei Gastritis und Entzündungen im Darm. Die Wissenschaftler fanden heraus, dass Menschen, die regelmäßig Zedernnussöl zu sich nehmen, signifikant seltener an Grippe erkranken.

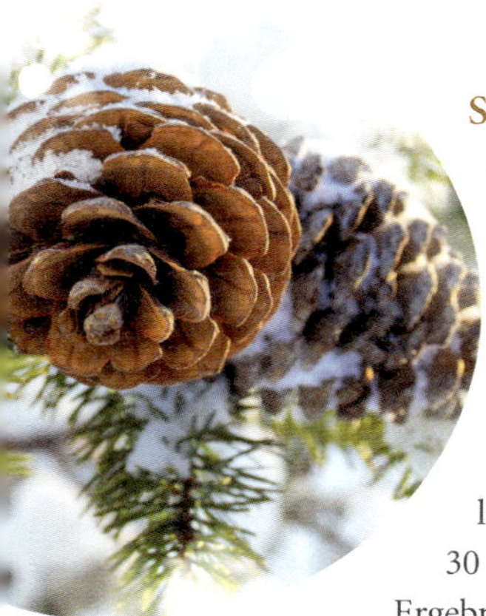

## Sibirische Zedernnüsse: ein Herzschutzmittel

Viele Studien belegen, dass nur 2 Teelöffel Nüsse pro Tag das Risiko, an Herzinfarkt zu sterben, um 47 % senken, und dass das Risiko, überhaupt eine Herz-Kreislauf-Erkrankung zu bekommen, um 30 % zurückgeht. Diese sensationellen Ergebnisse gehen auf Langzeitstudien mit mehreren Zehntausend Teilnehmern zurück, die »Physicians' Health Study« und die »Nurses Health Study«. Für den Schutz des Herzens werden die Alpha-Linolensäure in Nüssen verantwortlich gemacht, eine Omega-3-Fettsäure,

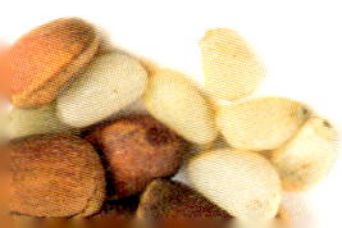

zudem Magnesium, Kalium und Vitamin E. Diese der Herzgesundheit dienenden Stoffe sind besonders konzentriert in Sibirischen Zedernnüssen zu finden. Eine andere Studie[36] bestätigte bei Einnahme von nur 2 Teelöffeln Zedernnussöl pro Tag über drei Monate hinweg eine Senkung erhöhter Blutfettwerte um 31,9 %, einen Rückgang des »bösen« Cholesterins LDL um durchschnittlich 20,9 %, eine Zunahme des »guten« Cholesterins HDL um 29 % und bei Bluthochdruckpatienten eine Minderung des systolischen Blutdrucks um 19,5 mmHg und des diastolischen Blutdrucks um durchschnittlich 12,2 mmHg. Auch der Body-Mass-Index sank um 9,8 %. Diese Werte können als sensationell bezeichnet werden! In Deutschland haben mehr als die Hälfte der Erwachsenen einen zu hohen Blutdruck, was zu Herzinfarkten oder Schlaganfällen führen kann. Medikamente wirken bei diesen Krankheitsbildern nur symptomatisch und haben schwerwiegende Nebenwirkungen. Daher mein Rat: Steigen Sie auf Zedernnussöl um – 2 Teelöffel pro Tag. Gesundheit schmeckt selten lecker. In der erwähnten Studie lobten jedoch alle Teilnehmer die hohe Geschmacksqualität vom Öl der Sibirischen Zeder.

36 Bakhtin, Budaeva, Vereshchagin et al.: Über die Wirkung von Zedernöl der Sibirischen Zeder.

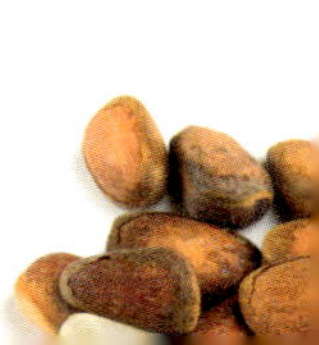

# Die Sibirische Zeder – Heilwirkungen von A bis Z

Die Sibirische Zeder ist die Vorfahrin der alpinen Zirbe. Im Altaigebirge im Süden Sibiriens hat sie sich gegen Kälte und Sturm abgehärtet. Die Zirbe wächst vor allem in Tirol und bildet die oberste Waldgrenze. Blitzschlag, Schneedruck, Sturm und extrem niedrige Temperaturen können beiden Bäumen nicht viel anhaben. Ihr harzreiches Holz verfügt über hervorragende Selbstheilungskräfte. Ihre Widerstandsfähigkeit übertragen alpine Zirbe und Sibirische Kiefer auf Mensch und Tier. Professor Maximilian Moser von der Medizinischen Universität Graz sagt: »Südtirols ältestes Lebewesen ist eine 1100 Jahre alte Zirbe im Sarntal.« Seine wissenschaftlichen Studien über die Heilkraft der Zirbe sind bahnbrechend und lösten einen Zirben- wie auch Massivholzboom in Europa aus. In

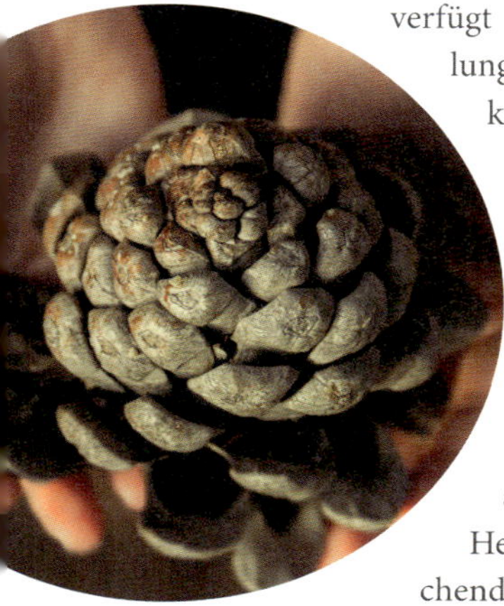

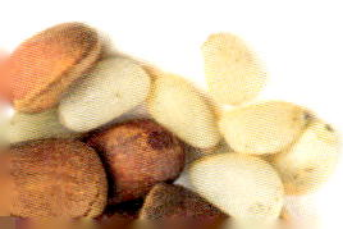

Österreich, Deutschland, Südtirol und in der Schweiz entstanden Zirbenholztischlereien, touristische Zirbenregionen und Zirbenhotels. Moser hat so maßgeblich mitgeholfen, das traditionelle Tischlerhandwerk in Mitteleuropa zu retten. Auch die wissenschaftlichen Studien zur Sibirischen Zedernnuss sind beeindruckend. Die Samen und das daraus gewonnene Öl stellen ein Adaptogen dar, ein Heilmittel, das sämtliche körperliche und auch psychische Funktionen optimiert.

Dies, lieber Leser, ist nichts, was Sie mir glauben sollen. Es stellt eine Einladung an Sie dar, die Vorzüge der Sibirischen Zeder selbst zu erleben, denn: Probieren geht über Studieren.

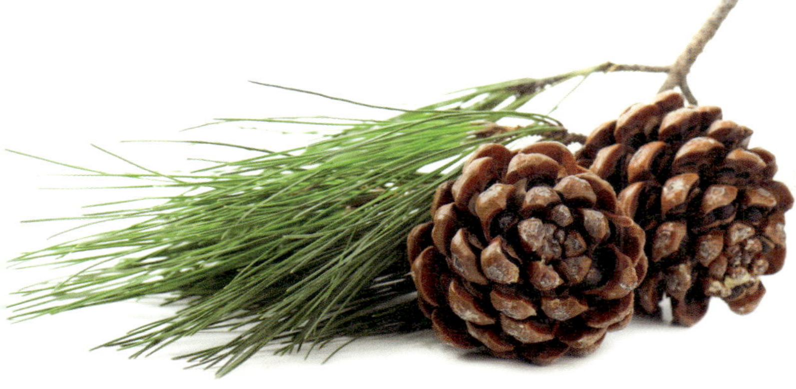

## Aufmerksamkeitsdefizit-Syndrom (ADS)

Maximilian Moser stellte fest, dass Kinder in Zirbenvollholzräumen besser lernen, ihr Herz deutlich entspannter arbeitet, sie sich besser konzentrieren und sich nach der Schule besser regenerieren können. Zirbenholz statt Ritalin!

## Allergien

Bestimmte Substanzen im Zedernnussöl stabilisieren die übersteigerten Reaktionen der T-Lymphozyten bei Allergiepatienten.[37] Eine krankhafte Überreaktion des Immunsystems durch Antikörper wird damit verhindert. Der Organismus kann Substanzen, die zu einer allergisch-entzündlichen Reaktion führen, verringern. Traditionell wird in Russland Zedernnussöl als Therapeutikum bei Heuschnupfen eingesetzt.

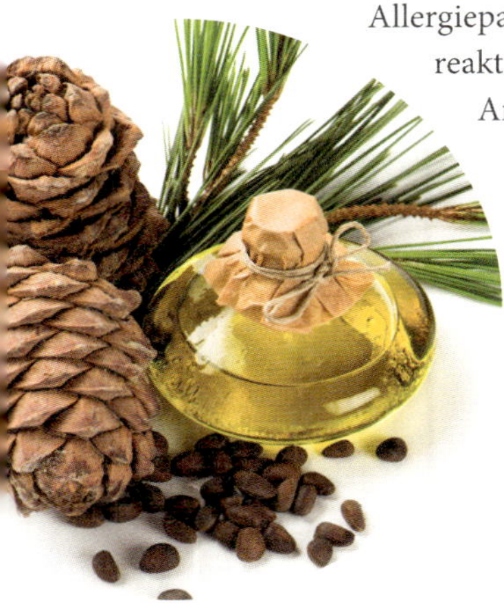

37 Vgl. Carrasco, Rotraut, S. 29.

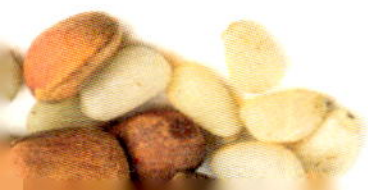

# Antibakterielle Wirkung

Die antibakterielle Wirkung von Zirbenschnaps oder dem Schnaps aus der Sibirischen Zeder ist nach Maximilian Moser nachgewiesen, was auf die enthaltenen ätherischen Öle zurückzuführen ist.

Auch das Holz selbst hat diese antibakterielle Wirkung. Dank den ätherischen Ölen der Zirbe oder der Sibirischen Kiefer wird die Vermehrungsrate schädlicher Bakterien gebremst. Sie können dann leichter von unserem Immunsystem kontrolliert und vernichtet werden. Außerdem wird im Gegensatz zu den meist aus Schimmelpilzen hergestellten klassischen Antibiotika die gefürchtete Resistenzbildung verhindert. Maximilian Moser sagt dazu: »Bakterien können sehr schwer gleichzeitig mehrere Mutationen durchführen, um der Wirkung der ätherischen Öle zu entkommen.«[38] Daher bezeichnet man ätherische Öle auch als »Antibiotikum der Zukunft«.

# Arthritis

Unter rheumatoider Arthritis leiden Millionen Deutsche. Zurzeit wird die Krankheit mit nichtsteroidalen Antirheumatika behandelt, die schwerwiegende Nebenwirkungen mit

38 Moser, M.: Das Geheimnis der Zirbe. Servus: Salzburg 2015.

sich bringen und daher nicht zur Langzeiteinnahme empfohlen werden. Es wird noch nach einem Arzneimittel gesucht, das eine hohe Wirksamkeit und gleichzeitig ein geringes toxisches Potenzial aufweist. Eine Forschergruppe um Shikov testete 2008 die antientzündliche Wirkung von Zedernnussöl im Vergleich zum Antirheumamittel Phenylbutazon. Den Versuchstieren wurden 300 mg pro kg Körpergewicht Zedernnussöl oder eine Dosis von 56 mg pro kg Phenylbutazon verabreicht. Das Ergebnis zeigte eine »signifikant analgetische (entzündungshemmende) Wirkung von Zedernnussöl«. Zusätzlich hielt die Wirkung länger an als die von Phenylbutazon, und es wurde eine fiebersenkende Wirkung beobachtet.

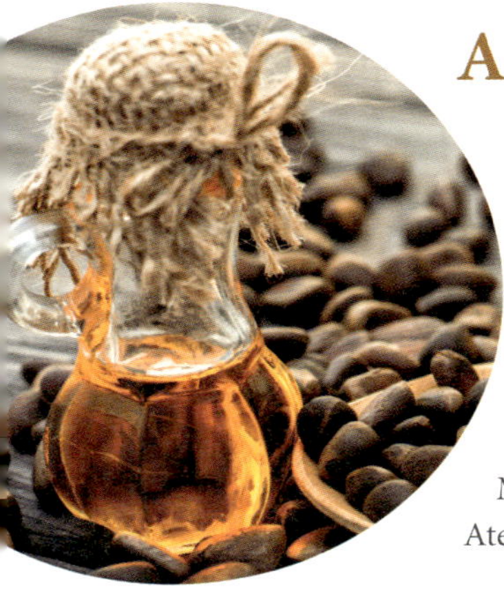

## Asthma

Zirbenschnaps oder Schnaps aus der Sibirischen Zeder wirkt heilend und lindernd bei Asthma. Man kann den Schnaps auch als Teezusatz verwenden. Die gelösten ätherischen Öle, so Maximilian Moser, können tatsächlich die Atemwege freier machen.

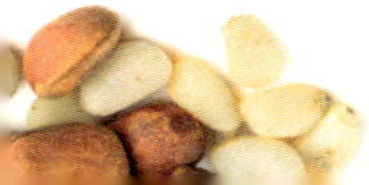

# Bluthochdruck

Das Öl der Sibirischen Zeder senkt den Spiegel des »bösen« LDL-Cholesterins, normalisiert den Blutfettspiegel und senkt zu hohen Blutdruck.[39] Verantwortlich hierfür ist der hohe Prozentsatz an wertvollen Omega-3-Fettsäuren und Antioxidantien. Damit sinkt das Risiko für Herz-Kreislauf-Erkrankungen wie Herzinfarkt und Schlaganfall. Zedernnüsse und das daraus gewonnene Öl sind wahre Cholesterinkiller und beugen damit Arteriosklerose vor.

# Burn-out

Siehe Erschöpfung.

# Darm

Eine Studie an der Medizinischen Akademie in St. Petersburg ergab, dass Patienten, die unter Reizdarmsymptomen litten, durch Zedernnussöl viel weniger Bauchschmerzen hatten als die Vergleichsgruppe. Der aufgeblähte Bauch der Patienten normalisierte sich. Auch die Stuhlkonsistenz und die Häufigkeit der Entleerungen lag wieder im Normalbereich.

39 Vgl. Skakovski et al., 2007.

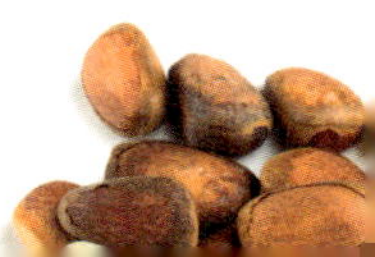

# Diabetes

Zedernnussöl senkt nicht nur das Blutfett, sondern auch den Blutzuckerspiegel.[40] Schon 2-mal täglich 3 g Zedernnussöl führen innerhalb von 3 Wochen zu einer signifikanten Verbesserung der Zuckerwerte der Probanden. Ein erhöhter Glukosespiegel führt zur Entwicklung von Diabetes Typ II.

Diabetes entsteht durch die Zerstörung von Betazellen in den Langerhans'schen Inseln der Bauchspeicheldrüse. Diese Zellen erzeugen das Insulin, das den Blutzuckerspiegel reguliert und uns vor zu viel Zucker im Blut schützt. Maximilian Moser hat herausgefunden, dass Alpha-Pinene, die etwa in den ätherischen Ölen und dem Harz von alpiner Zirbe und Sibirischer Zeder enthalten sind, »eine erstaunliche Regeneration der Betazellen in den Langerhans'schen Inseln« bewirken können. Der Gehalt von verzuckertem Hämoglobin – ein Indikator für langfristig erhöhten Blutzuckergehalt – wurde durch Alpha-Pinen-haltige Arzneimittel vermindert. Maximilian Mosers Schlussfolgerung: »Auch für die Behandlung oder Prävention der Zuckerkrankheit können diese ätherischen Öle also günstig sein.«

40 Averina et al.: Studie an der Medizinischen Akademie von St. Petersburg über die Wirksamkeit des Zedernnussöls 2010.

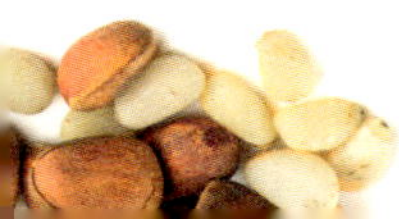

# Ekzeme und weitere Hautprobleme

Das Öl der Sibirischen Zeder hilft bei Verbrennungen, Ekzemen und Schuppenflechte. Hauptverantwortlich für diese Wirkung ist der hohe Anteil an Gamma-Linolensäure.

# Elektrosmog

Elektrosmog kann das Immunsystem beeinträchtigen und zu Schlafstörungen führen. Immer mehr Menschen sind »elektrosmogsensibel«, der Prozentsatz der Bevölkerung wird auf 7 bis 11 % geschätzt. Messungen der Technischen Universität München haben gezeigt, dass Lärchenholz Mikrowellenstrahlung abschirmt, wie sie im Mobilfunk verwendet wird, und zwar sogar besser als Stahlbeton. Maximilian Moser hat diese Wirkung auch bei Zirbenholz festgestellt. In einer Zirbenstube war kein Handyempfang mehr möglich. Zirbenholz ist damit interessant für Menschen, die in der Nähe eines Handymastes leben müssen. »Ob für diese Wirkung eine Absorption des Zirbenharzes, das möglicherweise Mikrowellenstrahlung in harmlose Wärme umwandelt, oder die kleinen zellulären Strukturen des Zirbenholzes, die als Miniatur-Parabolspiegel die Mikrowellenstrahlung zurückwerfen, verantwortlich sind, ist meines Wissens weder untersucht noch bekannt.«[41]

41 Moser, Maximilian: Das Geheimnis der Zirbe. Servus: Salzburg 2015, S. 56.

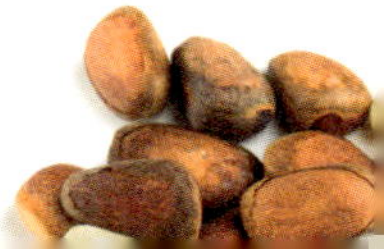

# Entzündungen

Zu viele Omega-6-Fettsäuren – wie in unserer Ernährung üblich – fördern Entzündungen. Ihre Gegenspieler sind Omega-3-Fettsäuren, die in Sibirischen Zedernnüssen und dem daraus gewonnenen Öl reichlich zu finden sind. Besonders entzündungshemmend wirkt Gamma-Linolensäure, die in der menschlichen Muttermilch, in Nachtkerzen- und Borretschöl, in Hanföl und in Zedernnüssen zu finden ist. In einer Studie[42] wurde die antientzündliche Wirkung von Zedernnussöl bei rheumatoider Arthritis belegt.

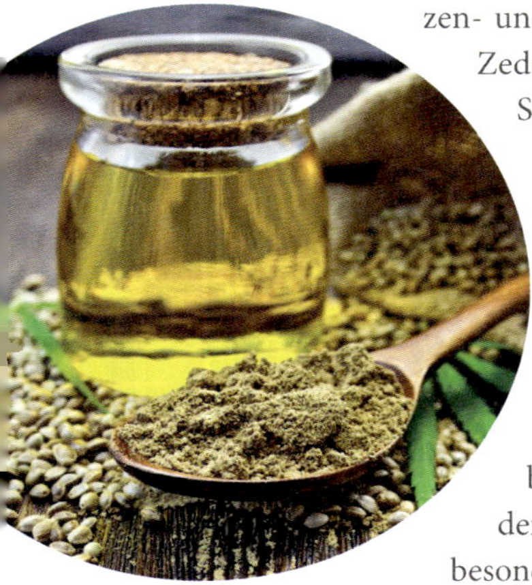

Maximilian Moser fand heraus, dass der Duft des Zirbenholzes, der durch die Verbindung der Zirbenholzöle mit dem Luftsauerstoff entsteht, eine besonders entspannende und entzündungshemmende Wirkung besitzt. In einem Bett aus Zirbenholz wird der Vagusnerv stimuliert. Nur, wenn dieser »Entspannungsnerv« aktiv ist, kann unser Immunsystem optimal arbeiten und Entzündungsherde erfolgreich bekämpfen.

42 Shikov et al.

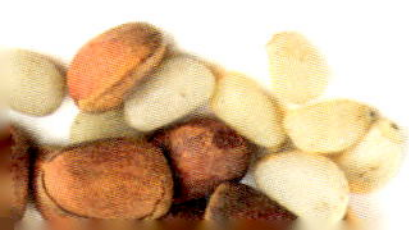

# Erschöpfung

In Russland wird traditionell Zedernnussöl bei chronischer Müdigkeit, Erschöpfung und Burn-out eingesetzt, denn es steigert die physische und die psychische Leistungsfähigkeit. Die ungesättigten Omega-3-Fettsäuren versorgen die Zellen besser mit Sauerstoff, und das Gamma-Tocopherol, ein bestimmtes E-Vitamin, verbessert die Zellatmung. Die B-Vitamine in Zedernnüssen stärken das Nervensystem.

Auch das Schlafen im Zirbenholzbett kann Burn-out vorbeugen, denn das Herz schlägt langsamer, und der Mensch kann sich nachts besser regenerieren. In einer Studie[43] wurde gezeigt, dass Männer mittleren Alters, die eine niedrige Ruheherzfrequenz aufweisen, eine halb so große Sterberate haben wie Männer mit hoher Ruheherzfrequenz. Zirbenholz und das Holz der Sibirischen Zeder beugen also nicht nur Erschöpfung vor, sondern schenken auch ein langes Leben.

43 Studie mit 6500 männlichen Teilnehmern, zitiert nach: Moser, Maximilian: Das Geheimnis der Zirbe. Servus: Salzburg 2015.

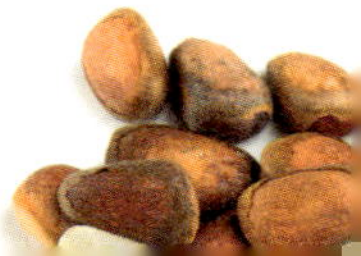

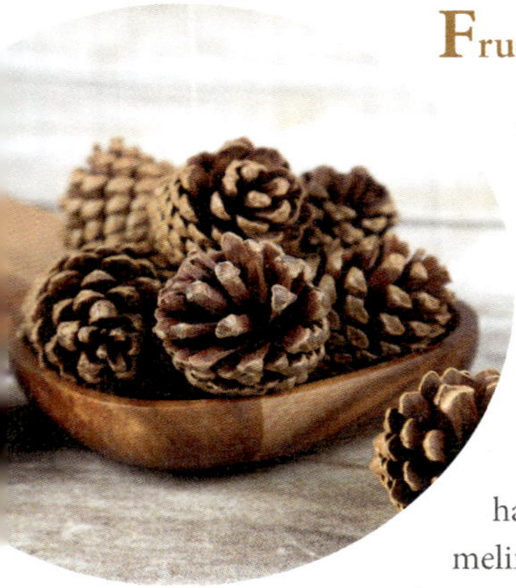

## Fruchtbarkeit

Vitamin E gilt als »Fruchtbarkeitsvitamin« für Mann und Frau. Sibirische Zedernnüsse sind eine der besten Quellen dafür. Das seltene Gamma-Tocopherol in Zedernnüssen ist noch effektiver als Alpha-Tocopherol. Russische Forscher haben herausgefunden, dass Hermeline, eine bestimmte Wieselart, in Sibirien unfruchtbar werden, wenn in ihrer Nahrung keine Zedernnüsse oder keine Tiere enthalten sind, die diese fressen.[44]

## Gallenerkrankungen

Eine Studie[45] ergab, dass durch die Einnahme von Zedernnussöl die Gallenfunktionen signifikant verbessert werden. Der Sekretfluss wird durch die verbesserte Peristaltik der Galle optimiert, die »Gallenwege entspannen sich«. Durch den leichteren Abfluss des Gallensekrets verringert sich das Gallenvolumen, was durch Ultraschalluntersuchungen belegt wurde.

44 Vgl. Carrasco, Rotraut, S. 38.
45 St. Petersburger Akademie von Sas/Grinewitsch, Frühjahr 2015.

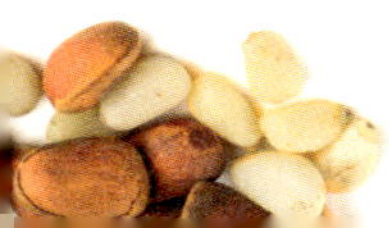

# Gastritis

Siehe Magenschleimhautentzündung.

# Gedächtnis

Maximilian Moser hat herausgefunden, dass Alpha-Pinene, wie sie im Holz von Zirbe und Zeder zu finden sind, die Sauerstoffaufnahme des Blutfarbstoffs Hämoglobin verbessern, sodass im Gewebe eine erhöhte Sauerstoffkonzentration nachgewiesen werden kann. Das ist wichtig, weil im Alter die Gehirndurchblutung abnimmt.

# Gewicht

Wenn man Zedernnüsse oder Zedernnussöl zu sich nimmt, optimiert sich der Fettstoffwechsel, wie zahlreiche Studien belegen. Wenn Leber und Galle wieder optimal arbeiten, kann es zu einer Normalisierung des Gewichtes kommen. Die Omega-3-Fettsäuren in Zedernnüssen befeuern den Stoffwechsel. Die gesunden Fette in Zedernnüssen machen nicht dick, sondern schlank. Untersuchungen zeigen, dass Pinienkerne oder nur 2 g Öl daraus Hormone aktivieren, die dafür sorgen, dass der Appetit bis zu vier Stunden um rund 36 % vermindert ist. Zahlreiche Studien belegen, dass

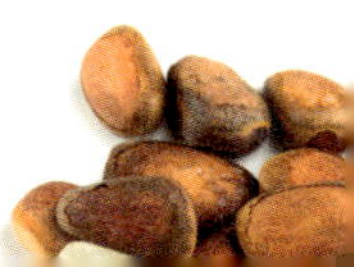

Nussesser einen geringeren Body-Mass-Index haben als Menschen, die nur selten Nüsse zu sich nehmen. Als Stoffe in Zedernnüssen und Pinienkernen, die den Appetit dämpfen, wurden das Pflanzenhormon Cholecystokinin sowie die Pinolensäure identifiziert. Zedernnüsse bringen das Wunder zustande, Energie zu schenken und gleichzeitig das Hungergefühl zu dämpfen.

## Herz

Der Großteil der Versuchspersonen zeigte im Zirbelholzbett stabil geringere Herzraten. Im Durchschnitt machte das Herz 3500 Schläge weniger pro Nacht, das entspricht einer vollen Stunde Herzleistung. Die Herzfrequenz ist ein wichtiger Indikator für die Lebenserwartung. Maximilian Moser berichtet von einer Studie, in der die Versuchspersonen mittleren Alters, die die geringste Herzfrequenz aufwiesen, im Untersuchungszeitraum zwischen 1975 und 1995 nur ein halb so großes Sterbe-Risiko hatten wie die Versuchspersonen mit hoher Herzfrequenz. In der Biologie weiß man: Tiere leben umso länger, je geringer die Ruhefrequenz ihres Herzens ist. »Unser Herz hat eine gewisse Anzahl von Schlägen zur Verfügung. Je schneller diese verbraucht sind, desto größer ist die Wahrscheinlichkeit zu sterben.« Zurückzuführen ist dies auf die Beanspruchung des Herzens bei jedem Herzschlag. Durch das ätherische Öl im Zirbenholz wird der Vagusnerv aktiviert, der unsere Herzfrequenz verringert und das Herz

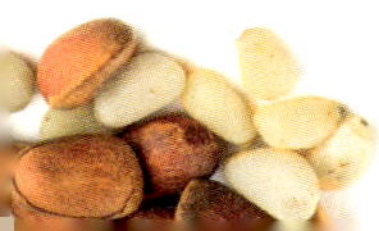

vor Überlastung schützt. Menschen mit hohem Vagus-Tonus bekommen seltener einen Herzinfarkt und haben, falls sie doch einen bekommen, eine wesentlich höhere Überlebensrate.

Auch innerlich schützen Zedernnüsse das Herz. Professor Wladimir Borisowitsch Grinewitsch und Dr. Jewgenij Iwanowitsch fanden heraus, dass durch den Verzehr von Zedernnussöl die Konzentration des »guten« Cholesterins HDL bei den Probanden um durchschnittlich 19 % zunahm, die Konzentration des »bösen« Cholesterins LDL um 17 % abnahm. Der Gesamtanteil an Cholesterin im Blutserum der mit Zedernnussöl behandelten Patienten sank von 147 mg je dl Blut auf einen Wert von 120 mg. Die Probanden nahmen 2-mal täglich 3 g Zedernnussöl zu sich über einen Untersuchungszeitraum von drei Wochen. Die Pinolensäure in Kiefernsamenöl hat einen cholesterinsenkenden Effekt, der über dem von Nachtkerzenöl oder Leinöl liegt.[46] Die Pinolensäure reduziert außerdem das Thromboserisiko, und nach nur fünf Wochen Einnahme des Samenöls sanken auch erhöhte Blutdruckwerte. Die »Nurses' Health Study«, eine US-amerikanische Langzeitstudie, ergab, dass Frauen, die eine Handvoll Nüsse pro Woche aßen, ein um 40 % geringeres Risiko hatten, einen Herzinfarkt zu erleiden, im Vergleich zu Frauen, die nur sehr selten Nüsse zu sich nehmen.

46 Studie an der Universitätsschule für Landwirtschaft in Fukuoka, Japan. Zitiert nach: Carrasco, Rotraut, S. 44.

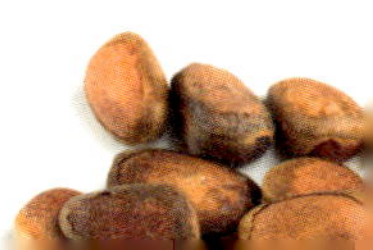

## Husten

Die ätherischen Öle in Zirbenschnaps oder dem Schnaps aus den Zapfen der Sibirischen Zeder wirken schleimlösend. Alternativ kann man das ätherische Öl in einer Duftlampe verdampfen und – wie beim Kamillendampfbad – unter einem Badehandtuch etwa zwanzig Minuten inhalieren.

## Immunsystem

Das Schlafen im Zirbelholzbett stärkt das Immunsystem, weil die Zeit, in der der Vagusnerv aktiv ist, verlängert wird. Nur dann kann das Immunsystem optimal arbeiten. Wer sein Zimmer mit Zirbenholz auskleidet oder in einem Bett aus Zirbenholz schläft, erhöht durch die gelblich-rötliche Farbe des Holzes die Melatoninproduktion. Melatonin ist nicht nur das »Schlafhormon«, sondern auch das stärkste Antioxidans zur Neutralisierung von freien Radikalen, aggressiven Sauerstoffmolekülen, das wir kennen. Die Oberfläche von Zirbenholz schluckt Blauanteile des Schlafzimmerlichtes und schützt damit das körpereigene Melatonin.

Sibirische Schamanen wissen schon seit Jahrtausenden, dass Zedernnüsse die Abwehr stimulieren. Viele Inhaltsstoffe wie Omega-3-Fettsäuren und Vitamin E stärken auch innerlich das Immunsystem. Die Vitamine der B-Gruppe und wertvol-

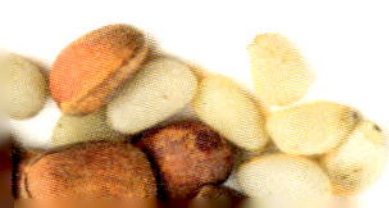

le Antioxidantien bringen das Immunsystem zusätzlich auf Vordermann. Der hohe Anteil an Linolen- und Pinolensäuren hilft, Störungen des Immunsystems zu beseitigen. Daher wird in Russland Zedernnussöl bei Erkältungen und Grippe angewendet, sowohl therapeutisch als auch prophylaktisch.

## Kosmetik

Zedernnussöl wird in Kosmetika wie in Hautreinigungsmitteln und als Massageöl verwendet. Es gibt ganze Hauptpflege-Linien auf Zedernbasis. Man kann sich auch Zedern-Naturkosmetik selbst herstellen.[47] Bei Haarausfall, brüchigen Nägeln und trockenen, spröden Haaren ist Zedernnussöl ein Heilmittel – von innen und von außen.

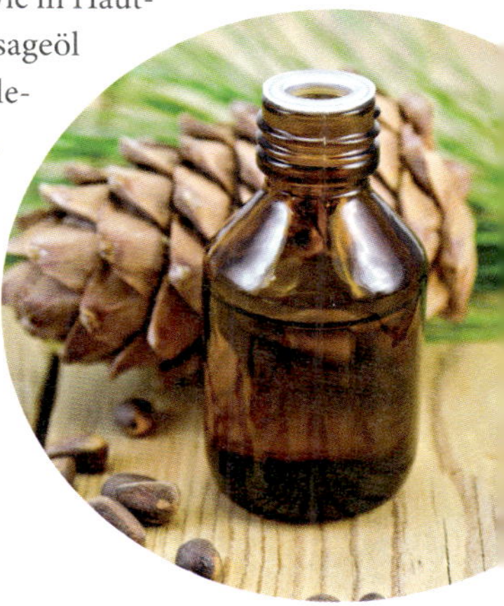

## Krebs

In Russland findet die Sibirische Zeder auch Verwendung zur Prophylaxe von Krebserkrankungen. Die Inhaltsstof-

47 Siehe Kapitel auf S. 77 ff.

fe stärken das Immunsystem. Der Hauptteil des Vitamin E liegt als Gamma-Tocopherol vor, das das Risiko für Prostatakrebs und Brustkrebs senkt. Ist der Spiegel dieses seltenen E-Vitamins ausreichend hoch, sinkt das Risiko für Prostatakrebs um 80 % und das für Brustkrebs um 60 %, wie wissenschaftliche Studien ergaben. Zedernnussöl verbessert die Gewebestruktur bei Gastritis, die sogenannte Dysplasie, eine Vorstufe von Krebs in Magen und Speiseröhre.

## Lebenserwartung

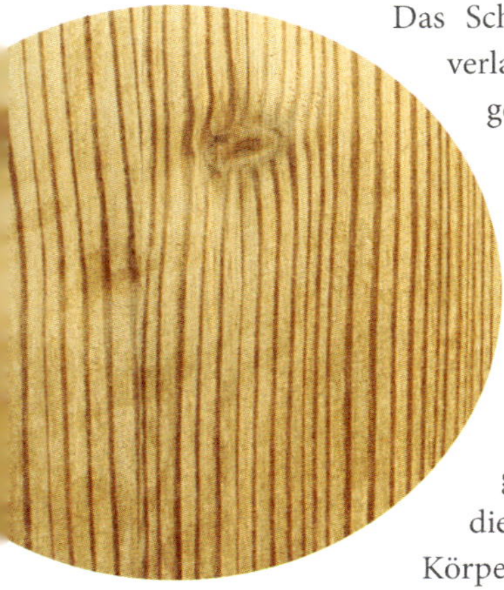

Das Schlafen in einem Zirbenholzbett verlangsamt die Herzrate und verlängert damit die Lebenserwartung. Ist der Sympathikusnerv zu aktiv, kann dies zu zahlreichen stressbedingten Erkrankungen führen. Durch Zirbenholz und das ätherische Öl der Zirbe oder der Sibirischen Zeder wird der Gegenspieler, der Vagusnerv, aktiviert. Dies vertieft die Erholung und Regeneration von Körper und Nervensystem und unterstützt die Selbstheilungskräfte.

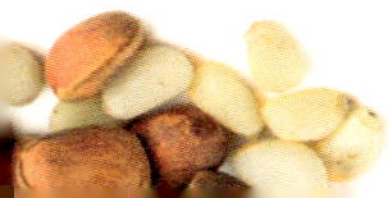

# Leber

Zedernnussöl wirkt besonders positiv auf die Regulierungsmechanismen des Leber-Galle-Systems.[48] Zedernnussöl als Adaptogen optimiert die Funktionen dieser wichtigen Fettstoffwechselorgane. Nichtalkoholische Steatohepatitis (Verfettung der Leber) wurde durch Zedernnussöl günstig beeinflusst. Die Leber verkleinerte sich auf das gesunde Maß, die Leberstruktur normalisierte sich. Bei Patienten mit der Lebererkrankung Hepatose ging bei denjenigen, die die Zederkerne zu sich nahmen, der unangenehme Brechreiz um rund ein Drittel zurück.

# Magenschleimhautentzündung

Magenschleimhautentzündungen (Gastritis) sind heute weit verbreitet. Daraus kann sich ein Magengeschwür entwickeln. Zedernnussöl wirkt entzündungshemmend. In Untersuchungen verschwanden die Beschwerden durch die Einnahme von Zedernnussöl völlig oder gingen mindestens um die Hälfte zurück.[49] Auch Sodbrennen und Dysplasie, eine Krebsvorstufe der Magenschleimhaut, gingen signifikant zurück. Wer Probleme mit zu viel Magensäure oder einer Gastritis hat, sollte vor jeder Mahlzeit einen Teelöffel des

48 St.-Petersburger-Studie aus dem Jahr 2015.

49 Untersuchung von Prof. J. W. Lobsin aus dem Jahr 2005 sowie Studie an der Medizinischen Akademie von St. Petersburg.

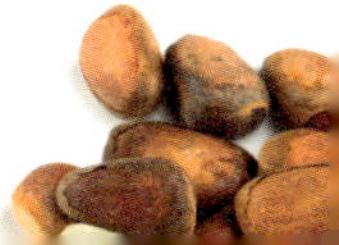

wohlschmeckenden Zedernnussöls zu sich nehmen. Dieses alte Hausmittel der Sibirer bremst die Absonderung überschüssiger Magensäure.

## Osteoporose

Traditionell wird in Russland Zedernharzöl getrunken, um auf natürliche Weise während und nach der Menopause den Östrogenspiegel hoch zu halten und damit Wechseljahresbeschwerden und Osteoporose vorzubeugen. Maximilian Moser hat herausgefunden, dass die Pinene im Zirbenholz, die für den bezaubernden Duft verantwortlich sind, knochenabbauende Zellen hemmen, »sodass man ätherische Öle, die Beta-Pinene enthalten, medizinisch auch gegen Osteoporose einsetzt.«[50]

## Potenz

Schon zu Zeiten von Katharina der Großen waren Zedernnussöl und Zedernnüsse ein beliebtes Potenzmittel. Peter Simon Pallas, ein Mitglied der Russischen Akademie der Wissenschaften, verfasste für sie vor mehr als 200 Jahren einen Bericht über die Heilkraft der Zedernnüsse. Laut diesem wirken sie chronischer Müdigkeit entgegen, stärken die Leistungskraft, verjüngen und stärken die Potenz. Neuere Untersuchungen zu diesem Thema habe ich allerdings nicht ge-

50 Moser, Maximilian: Das Geheimnis der Zirbe. Servus: Salzburg 2015.

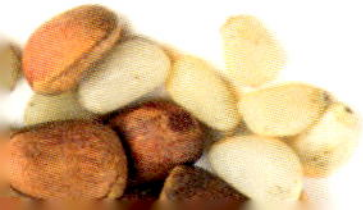

funden. Zedernnüsse gelten jedoch noch immer als beliebtestes Potenzmittel der Taiga. Sie sollen die Produktion des Glückshormons Serotonin anregen sowie für eine vermehrte Ausschüttung des Sexualhormons Testosteron sorgen.

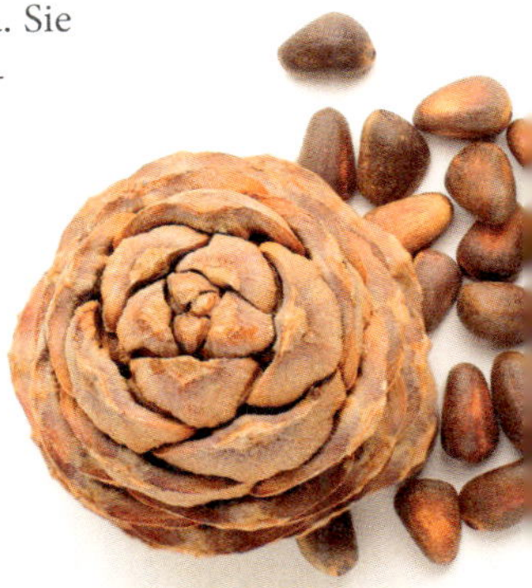

## Reizdarm

Reizdarmsymptome wie Völlegefühl oder Bauchschmerzen verschwanden in Studien oder nahmen ab.[51] Der Stuhlgang der Patienten normalisierte sich.

## Rheuma

Die gelösten ätherischen Öle im Schnaps aus der Sibirischen Zeder oder aus der alpinen Zirbelkiefer kann man erfolgreich bei Rheumatismus und Gelenksbeschwerden verwenden. Diese volksmedizinische Anwendung ist in Russland seit Langem bekannt.

51 Studie der Medizinischen Akademie St. Petersburg aus dem Jahr 2005.

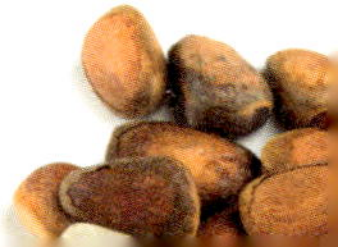

## Schlafprobleme

Maximilian Moser wies das erste Mal nach, dass das Schlafen in Zirbenholz bei Schlafproblemen hilft, weil das Holz den Vagusnerv anregt, der für Entspannung und erholsame Nachtruhe verantwortlich ist. »Mithilfe der im AUSTROMIR-Projekt entwickelten Messmethoden konnten wir feststellen, dass der Vagus-Tonus, unser ›Erholungsnerv‹, im Zirbenbett signifikant erhöht war.« Die ätherischen Öle im Zirbenholz wirken zusätzlich beruhigend. Man nimmt an, dass dies auf eine Beruhigung überaktiver Gene in unserem Organismus zurückzuführen ist. Wer nicht gleich in ein ganzes Zimmer aus Zirbenholz oder in ein Zirbenholzbett investieren möchte, kann sich auch ein Kissen mit Holzspänen der alpinen Zirbe oder der Sibirischen Zeder bestellen.

## Übergewicht

Wissenschaftliche Untersuchungen belegen, dass Sibirische Zedernnüsse und das daraus gewonnene Öl helfen, Übergewicht abzubauen. Es gibt zahlreiche Studien über die Verwendung von Pinienkernen zur erfolgreichen Gewichtsabnahme. Pinienkerne enthalten fast dieselbe Konzentration von Inhaltsstoffen wie die Sibirische Zedernnuss, allerdings weniger Vitamin E und auch weniger Magnesium und Mangan.

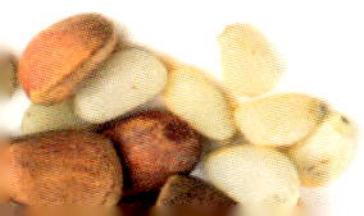

# Heilmittel und Naturkosmetik selbst gemacht

Sie können aus Zedernnüssen und Zedernnussöl Hautpflegemittel, Kosmetika und Heilmittel selbst herstellen.

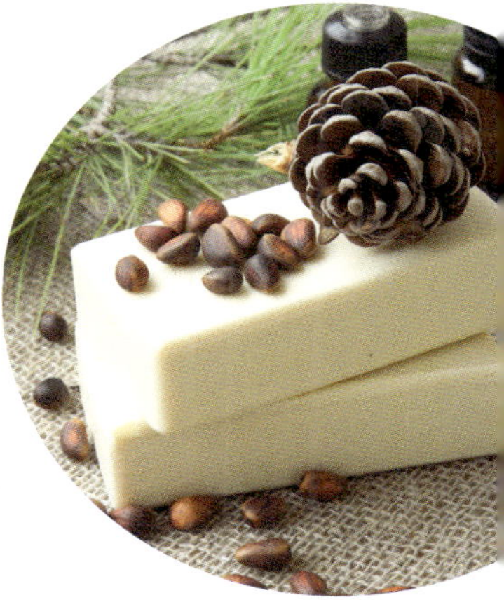

## Zedernseife

- 150 ml neutrale Handseife, flüssig
- 5 ml Zedernnussöl
- 15 Tropfen ätherisches Zirbenöl

Alle Zutaten gut vermengen und vor dem Gebrauch schütteln.

Zedernnussöl heilt Wunden und raue Haut.
Ätherisches Zirbenöl regt die Hautdurchblutung an.

## Zedernnusshautpflege

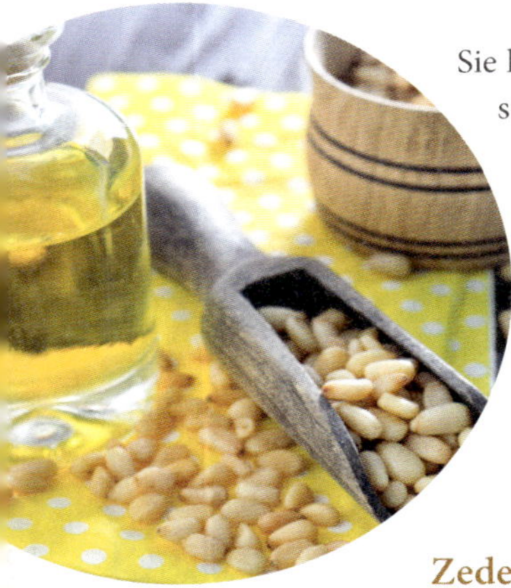

Sie können Zedernnussöl für die Gesichts- und Körperpflege verwenden. Die Fettsäuren nähren die Haut, und das Vitamin E eliminiert freie Radikale, aggressive Sauerstoffverbindung. Geben Sie ein paar Tropfen ätherisches Zirbenöl ins Nussöl und vermischen Sie beides gut.

## Zedernshampoo

- 200 ml Shampoo-Basis
- 4 ml Zedernnussöl
- 20 Tropfen ätherisches Zirben- oder Zedernnussöl

Alles miteinander vermengen und vor dem Gebrauch gut schütteln.

Das Zedernnussöl wirkt rückfettend und pflegt sprödes und trockenes Haar. Das ätherische Zedernnussöl regt die Durchblutung der Kopfhaut an.

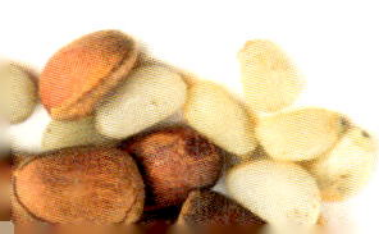

## Zederndufte in der Sauna

Vielleicht haben Sie sich eine Sibirische Zeder gekauft, und sie ist schon zu einem stattlichen Bäumchen herangewachsen. Dann können Sie einen der unteren Zweige abbrechen und brandsicher in der Sauna aufhängen. Sie können alternativ ätherisches Zirbenöl für den Aufguss nehmen. Der Duft ist einzigartig und befreit die Atemwege.

## Zirbennusslikör

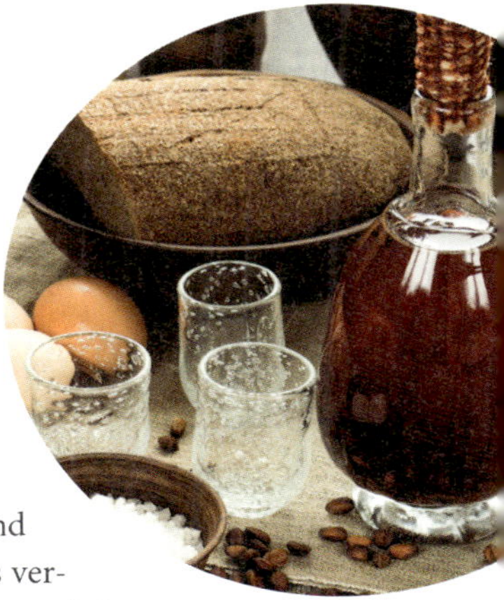

- 150 g Sibirische Zedernnüsse
- 1 EL Waldhonig
- 500 ml hochwertiger Kornschnaps

Die Nüsse im Dörrgerät oder im Backofen bei niedriger Temperatur trocknen. Dann Nüsse im Stoffsack zerschlagen. Die Nüsse in ein Glas füllen und den Schnaps dazugeben. Das Glas verschrauben und vier Wochen lang auf der Fensterbank in die Sonne stellen, möglichst täglich schütteln. Waldhonig dazugeben und die Flüssigkeit durch einen Kaffeefilter in schöne Flaschen füllen. Dieser Schnaps stärkt das Immunsystem und hilft bei Asthma und anderen Lungenerkrankungen. Morgens 1 Teelöffel einnehmen. Bei Erkältungen verwendet man den Schnaps als Teezusatz, 1 Teelöffel auf 1 l Wasser. Die antibakterielle Wirkung ist erwiesen. In der Volksmedizin nutzt man den Schnaps aus der Sibirischen Zeder und auch der alpinen Zirbe zum Einreiben bei Rheumatismus und Gelenkbeschwerden, weil er die Durchblutung anregt.

## Zirbenzapfenschnaps

Wenn Sie zwischen Juni und August in Österreich sind, können Sie unreife, violett-rote Zirbenzapfen auf Bauernmärkten erstehen. Zur Herstellung des Schnapses brauchen Sie außerdem 1 l hochwertigen Obstbrand und 1 kleinen Zirbenzweig. Die Zapfen in 3–5 mm dicke Scheiben schneiden. In ein Glas mit großer Öffnung füllen und mit Schnaps auffüllen. Ein kleiner Zirbenzweig intensiviert das Aroma. Das Glas für 6 Wochen auf die Fensterbank in die Sonne stellen und alle paar Tage schütteln. Danach den roten Likör in Flaschen abfüllen.

Auch dieser Schnaps wirkt heilend und lindernd bei Husten und Erkältungen sowie äußerlich bei Rheuma und Gelenkbeschwerden.

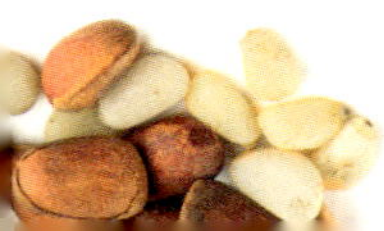

## Zedernnussanwendung zur Steigerung der Potenz

- 50 g Zedernnüsse
- 50 g Alantwurzel
- 15 g wilder Majoran
- 30 g Bockshornkleesamen

Alle Zutaten im Mörser zerkleinern. Der Mann sollte morgens auf nüchternen Magen 1 Esslöffel davon mit 1 Esslöffel Honig vermischen und einnehmen.

Zedernnüsse sollen, das wusste schon Katharina die Große, die Potenz steigern. Die Produktion von Serotonin und Testosteron wird angeregt.

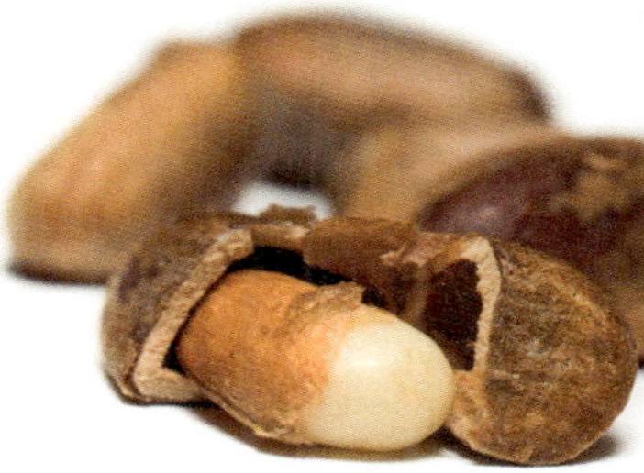

## Zedernnüsse bei Herzproblemen

- 100 g Zedernnüsse
- 300 g Honig
- 100 ml Aloe-vera-Saft
- Saft von 2 Zitronen

Zedernnüsse zerquetschen und mit allen anderen Zutaten vermischen.

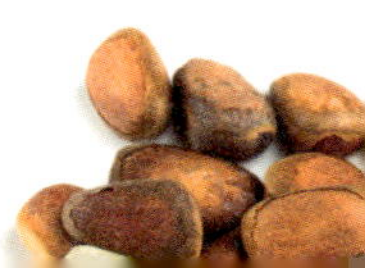

Täglich 1 Esslöffel einnehmen. Als Herzinfarkt-Prophylaxe wird 3-mal täglich 1 Teelöffel Zedernnussöl über mindestens 3 Monate hinweg empfohlen. Bei Herzschwäche und Herzschmerzen hat sich dieses Hausmittel bewährt.

## Rezept bei Antriebsschwäche

- 50 g Zedernnüsse
- 50 g Honig
- 1 TL Zedernnussöl

Zedernnüsse zerstoßen und mit Honig und Zedernnussöl vermischen. Über den Tag verteilt einnehmen.
Diese Mixtur hilft auch bei Stimmungstiefs.

## Haarpflege mit Zedernnussöl

Sie brauchen hierfür Zedern-Harzöl, einem Gemisch aus Zedernnussöl und Zedernharz. Für schönes Haar massieren Sie Ihre Kopfhaut damit und verteilen es dann Strähne für Strähne im Haar. Zwanzig Minuten einwirken lassen. Wenn Sie sehr trockene Haarspitzen haben, können Sie nach der Haarwäsche etwas Harzbalsam in die Spitzen einmassieren.
Auch eine innerliche Einnahme von Zedernnussöl oder – noch intensiver – Zedern-Harzöl, am besten 3-mal täglich

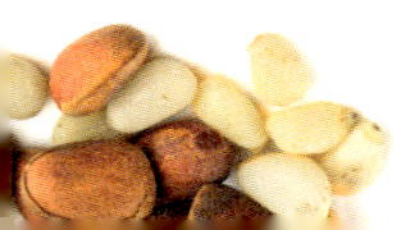

1 Teelöffel, verbessert das Haarbild. Meine Haare waren nach sechs Wochen dieser Behandlung wie neu.

Wer glanzlose oder brüchige Nägel hat, reibt sie mit Zedern-Harzöl ein und erlebt nach einer Weile beim nachwachsenden Nagel einen schönen Glanz wie bei Perlen. Sie können auch ein paar Tropfen des Öls in Ihre Gesichtscreme, Gesichtsmaske oder ein Shampoo einrühren und Ihre Hände damit vor dem Schlafengehen massieren.

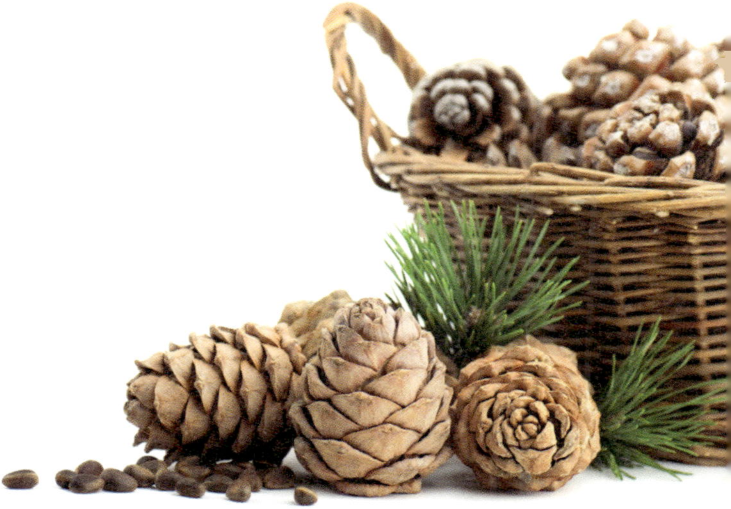

# Rezepte und Kulinarisches zur Zedernnuss

Zedernnüsse und Zedernnussöl schmecken köstlich. Vergleichbar ist der Geschmack mit dem von Pinienkernen, da die Sibirische Zeder – botanisch ja eine Zirbelkiefer – mit der Pinie verwandt ist. Ich behaupte daher: Wer Pinienkerne schätzt, wird Zedernnüsse lieben. Sie schmecken noch nussiger, sahniger, buttriger und würziger als diese. Wenn Sie Rezeptbücher haben, in denen Gerichte mit Pinienkernen vorkommen – sie sind in der Mittelmeerküche sehr beliebt –, ersetzen Sie diese einfach durch Zedernnüsse.

Zedernnüsse haben also neben ihren gesundheitlichen Vorzügen auch Gourmetqualitäten. Das Öl schmeckt angenehm süßlich. Ich würde es nur für Rohkost, Salate und Süßspeisen verwenden, weil einige der kostbaren Inhaltsstoffe nicht hitzestabil sind. Zedernprodukte haben ihren Preis, was angesichts der mühsamen Ernte – per Hand in Kälte und Schnee – verständlich ist. In meinen Augen sind sie aber ihren Preis absolut wert. Der Trester und das Nussmehl sind preiswerte Alternativen und ebenfalls sehr schmackhaft!

# FRÜHSTÜCK
## (FÜR 1 PERSON)

### TRAUM-MÜSLI

- 2 EL Rosinen, über Nacht eingeweicht
- 1 EL Haferflocken (möglichst frisch gequetscht)
- 1 EL geschälte Hanfsamen
- 2 TL Zedernnüsse
- 2 TL Zedernnussöl

Rosinen mit dem Einweichwasser und alle anderen Zutaten vermengen.
Ein Traum-Müsli, das Energie für Stunden schenkt.

### TRAUM-MÜSLI II

- 4 Datteln
- 2 EL Haferflocken (möglichst frisch gequetscht)
- 1 EL Chia-Samen
- 1 TL Zedernnüsse
- warmes Wasser nach Belieben

Datteln klein schneiden. Alle Zutaten vermischen und zehn Minuten quellen lassen.

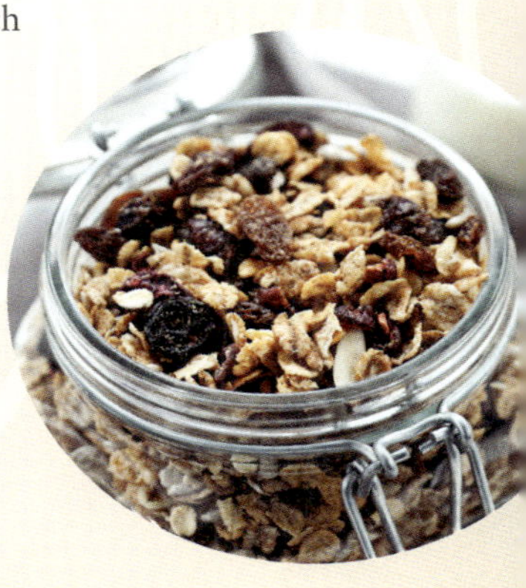

# HAUPTGERICHTE
## (FÜR 4 PERSONEN)

### KOHLEINTOPF

- 1 kg Schwarzkohl (alternativ Grünkohl oder Wirsing)
- 500 g Kartoffeln
- 1 Glas Veggie-Würstchen »Thüringer Art« mit Flüssigkeit
- 1 EL Baobab-Fruchtpulver
- 2 TL Zedernnüsse
- 2 TL geschälte Hanfsamen
- 2 TL Zedernnussöl

Kohl waschen und in mundgerechte Stücke teilen. Kartoffeln schälen und würfeln. Würstchen in Scheiben schneiden. Wurstwasser, Kohl, Kartoffeln, Würstchen und 250 ml Wasser in einen Topf geben und alles 25 Minuten kochen. Am Ende Zedernnüsse, Hanfsamen und Zedernnussöl dazugeben und mit Baobabpulver in das Gemüse einrühren.

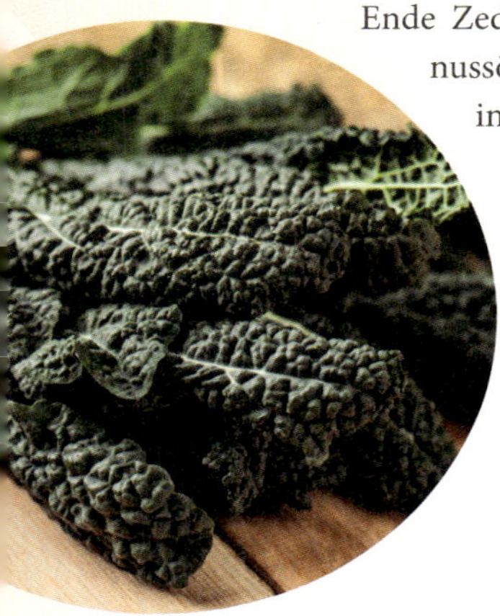

Das Wurstwasser schmeckt lecker rauchig.

## KÜRBIS AUS DEM BACKOFEN

› 1 Butternutkürbis
› 500 g Kartoffeln
› 2 kleine Zwiebeln
› 2 EL frischer Rosmarin
› 2 EL Kokosöl
› 1 Knoblauchzehe
› 500 g Schmand
› 175 g Kräuter-Frischkäse
› 3 EL Zedernnüsse
› 2 TL Zedernnussöl
› Salz, roter Pfeffer

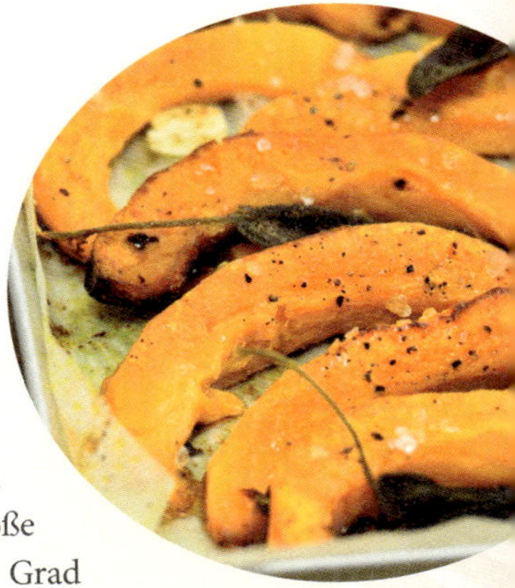

Kürbis entkernen und Kartoffeln gut waschen. Beides in Pommes-große Schnitze schneiden. Ofen auf 170 Grad Celsius vorheizen. Ein Backblech mit Backpapier auslegen. Kokosöl verflüssigen. Zwiebeln und Knoblauch schälen, Zwiebeln in kleine Würfel schneiden, Knoblauch quetschen. Mit dem Öl in eine große Schüssel geben und mit Kürbis und Kartoffeln gut vermengen, mit Salz und Pfeffer würzen. Schnitze auf dem Backblech verteilen und mit Rosmarinnadeln bestreuen. 50 Minuten lang knusprig backen. In der Zwischenzeit Schmand, Frischkäse, Zedernnussöl und Zedernnüsse verrühren, mit Salz und Pfeffer abschmecken. Als Dipp zu den heißen Kürbis- und Kartoffelschnitzen servieren.

**Vegane Variante:**

- 2 reife Avocados
- 1 TL Zitronensaft
- Salz und Pfeffer

Fleisch der Avocados mit Zitronensaft zerdrücken und mit Salz und Pfeffer abschmecken.

Auch Tomatenketchup passt zu dem Gericht.

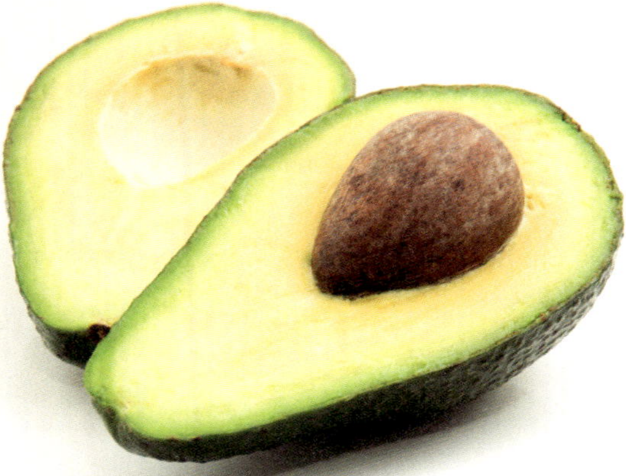

## GEMÜSESUPPE

- 5 große Champignons
- 1 Fenchelknolle
- 3 Selleriestangen
- 2 Karotten
- 1 Handvoll glatte Petersilie
- 4 Knoblauchzehen
- 1 Zwiebel
- 2 EL Zedernnüsse
- 1 TL Olivenöl
- 1 Lorbeerblatt
- 1 Zweig Rosmarin
- 1 l Gemüsebrühe
- Meer- oder Bambussalz

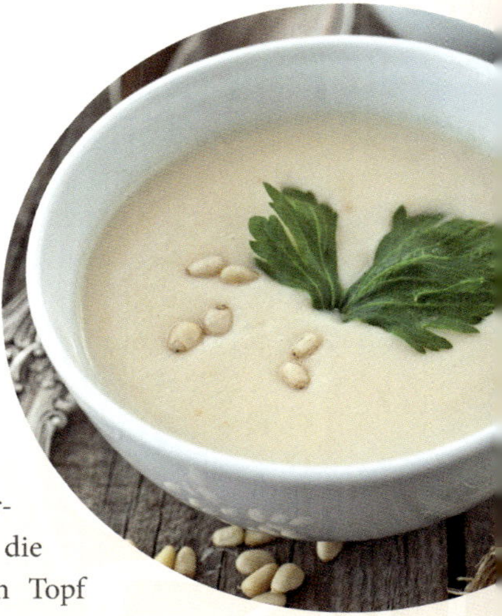

Gemüse putzen und grob zerteilen. Alle Zutaten bis auf die Zedernnüsse in einen großen Topf geben, mit Wasser bedecken und zum Kochen bringen. 30 Minuten lang köcheln lassen. Topf vom Herd nehmen. Mit einem Stabmixer pürieren. Vor dem Servieren Zedernnüsse darüberstreuen.

# SALATE
## (FÜR 4 PERSONEN)

### MÖHRENSALAT MIT ZEDERNNÜSSEN

- 500 g Möhren
- 1 TL Kuminsamen
- ½ TL Koriandersamen
- 3 TL gesalzene Butter oder Pflanzenmargarine
- 2 Knoblauchzehen
- 2 cm Ingwerwurzel
- Saft und Schalenabrieb 1 Zitrone
- 1 TL Pfefferminze
- 3 TL Zedernnüsse
- Salz

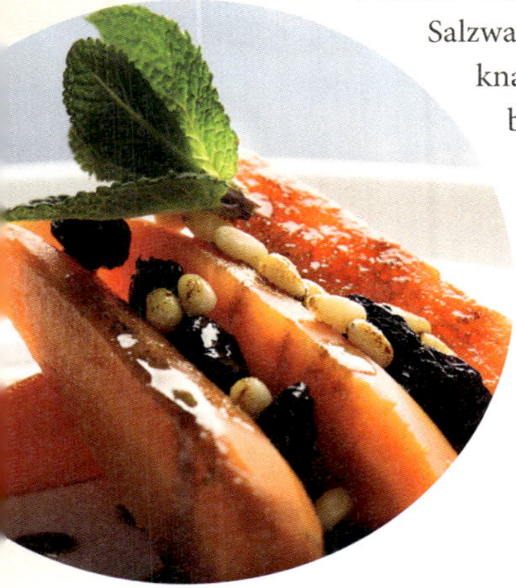

Möhren längs vierteln und 4 Minuten in Salzwasser blanchieren. Sie sollen noch knackig sein. Abtropfen lassen und beiseitestellen. In einer Pfanne Kumin- und Koriandersamen 1–2 Minuten lang unter Rühren rösten, anschließend in einem Mörser grob zerkleinern. Knoblauch und Ingwer schälen und fein schneiden. Pfefferminze hacken.

In der Pfanne die Butter schmelzen lassen, die zerstoßenen Gewürze sowie Knoblauch und Ingwer dazugeben und eine Minute lang köcheln lassen. Dann die Möhren dazugeben, in der Gewürzbutter schwenken und 3 Minuten köcheln lassen. Zitronensaft, Zitronenschale und Pfefferminzblätter dazugeben. Gut vermischen, vom Herd nehmen und mit den Zedernnüssen mischen. Sofort servieren oder auf Zimmertemperatur abkühlen lassen.

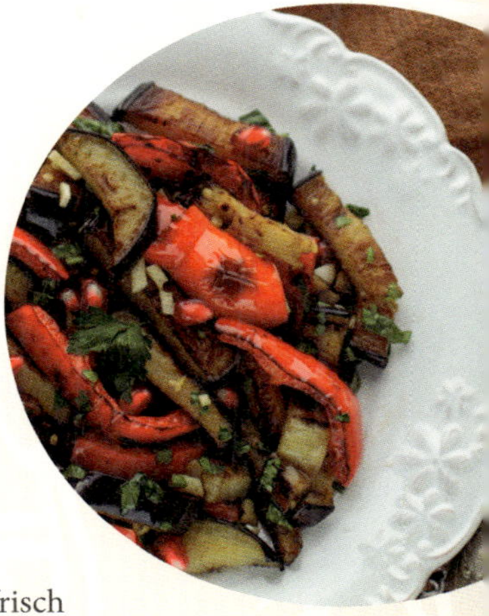

## AUBERGINENSALAT

- 3 Auberginen
- 6 EL Olivenöl
- 1 Handvoll Pfefferminzblätter
- 2 Tomaten
- 2 Schalotten
- 1 Handvoll glatte Petersilie
- 4 TL Granatapfelkerne
- 1 TL Granatapfelsirup
- 1 Handvoll Zedernnüsse
- Meersalz und schwarzer Pfeffer, frisch gemahlen

Tomaten und Schalotten klein würfeln, Pfefferminze und Petersilie hacken. Auberginen in Olivenöl rösten. Anschließend den Stielansatz entfernen und die Haut abziehen. Flüssigkeit ausdrücken und Fleisch in kleine Würfel schneiden. In eine große Schüssel geben und mit Minze, Tomaten, Petersilie,

Schalotten und Granatapfelkernen vermischen. Mit Salz und Pfeffer abschmecken, mit 4 TL Öl und Granatapfelsirup beträufeln und sanft wenden. Mit Zedernnüssen bestreuen. Dazu schmeckt getoastetes Fladenbrot.

Wenn Sie keinen Granatapfelsirup bekommen, können Sie ihn auch selbst herstellen: Granatapfel aufschneiden, Kerne herauslösen und durch ein Sieb drücken. Mit 2 TL Agavensirup oder Kokosblütensirup gut vermengen.

Dieser Salat wird auch »Mönchssalat« genannt, weil ihn Mönche im Vorderen Orient während der Fastenzeit verzehren. Ich habe ihn in Israel kennengelernt, wo die libanesische Küche sehr verbreitet ist.

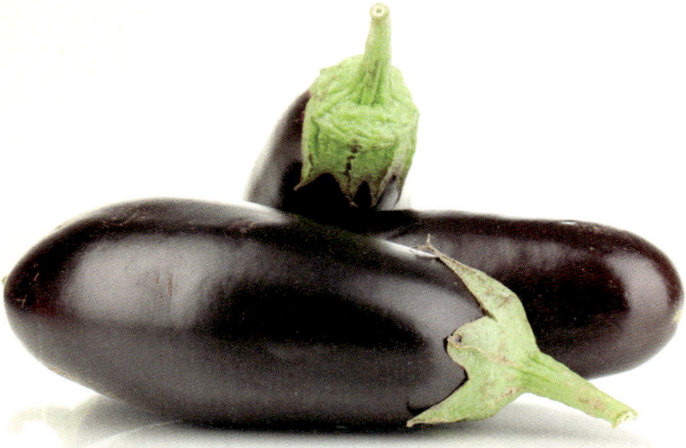

## TAHIN-SALAT

- 1 Kopf- oder Endiviensalat
- 200 g Tahin (Sesammus)
- 2 Knoblauchzehen
- Saft 2 Zitronen
- 1 EL Zedernnüsse
- 1 EL Zedernnussöl
- 1 EL frische Kräuter nach Geschmack (z.B. Petersilie, Basilikum, Pfefferminze, Zitronenmelisse)
- Meersalz oder Bambussalz

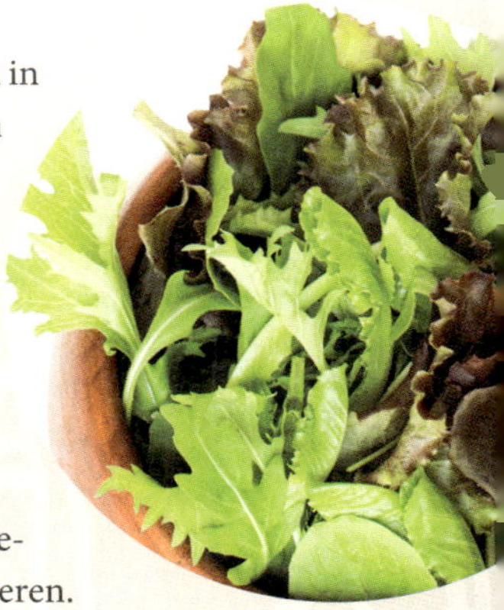

Knoblauch zerdrücken und mit Tahin in eine Schüssel geben. Nach und nach 150 ml Wasser, Zedernnussöl und Zitronensaft mit dem Schneebesen einrühren. Kräuter fein schneiden und dazugeben. Glatt rühren und mit Salz abschmecken. Salat waschen, abtropfen lassen und mundgerecht zerteilen. In Schüsselchen geben und mit der Tahinsoße übergießen. Mit Zedernnüssen bestreut servieren.

Dieses Dressing kann auch als Dipp verwendet werden und passt gut zu Falafel.

## ROTKOHLSALAT MIT DATTELN

- 1 Rotkohl
- 2 Chicorée
- 2 Orangen
- 10 Datteln
- 4 EL Zedernnussöl oder Hanföl
- 3 EL Zitronensaft, frisch gepresst
- 1 Handvoll Zedernnüsse
- 1 EL Agavendicksaft oder Kokosblütensirup
- 1 Prise Meersalz
- schwarzer Pfeffer, frisch gemahlen

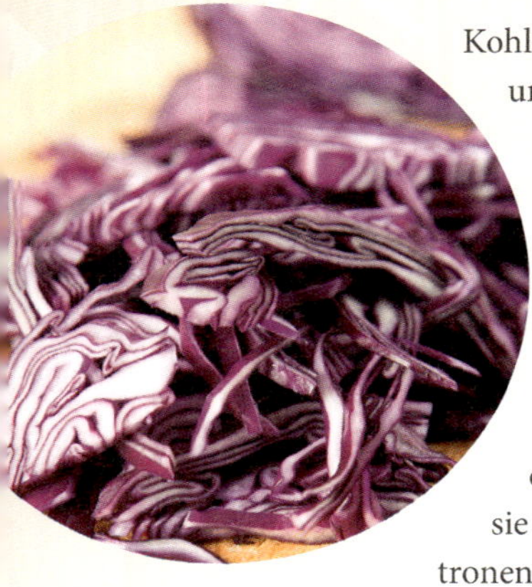

Kohl waschen, den Strunk entfernen und den Kohl in feine Streifen schneiden. Den Chicorée waschen, putzen und komplett in Scheiben schneiden. Orangen schälen und klein schneiden. Datteln in Streifen schneiden und zu den Orangen geben. Zedernnüsse in einer Pfanne ohne Fett vorsichtig rösten, bis sie duften. Für das Dressing Zitronensaft, Agavendicksaft und Salz in eine große Salatschüssel geben und gut verrühren. Zedernnussöl dazugeben und mit Pfeffer abschmecken. Kohl, Salat und Orangen mit dem Dressing mischen.

## WEISSKOHLSALAT

- 625 g Weißkohl
- 2 Tomaten
- Saft 1 Zitrone
- 1 Knoblauchzehe
- 4 TL Olivenöl
- 1 TL Zedernnussöl
- 1 EL Zedernnüsse
- Meersalz und schwarzer Pfeffer, frisch gemahlen

Kohl waschen und in dünne Streifen schneiden. Tomaten in Scheiben schneiden. Alle Zutaten gut vermischen. Mit Pfeffer und Salz abschmecken. Vor dem Verzehr fünf Minuten lang ziehen lassen.

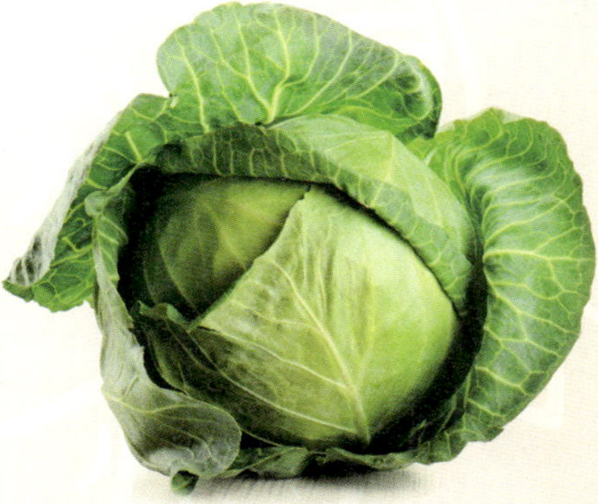

# NACHTISCH
## (FÜR 4 PERSONEN)

### FRÜCHTECOCKTAIL

- ½ frische Ananas
- 2 Kiwi
- 1 kleine Mango
- 1 Avocado
- 8 Erdbeeren
- 200 ml Orangensaft
- 1 Becher Schmand oder Sojajoghurt
- 4 TL Zedernnüsse
- 3 TL Mandeln, gehackt
- 3 TL flüssiger Honig oder Agavendicksaft

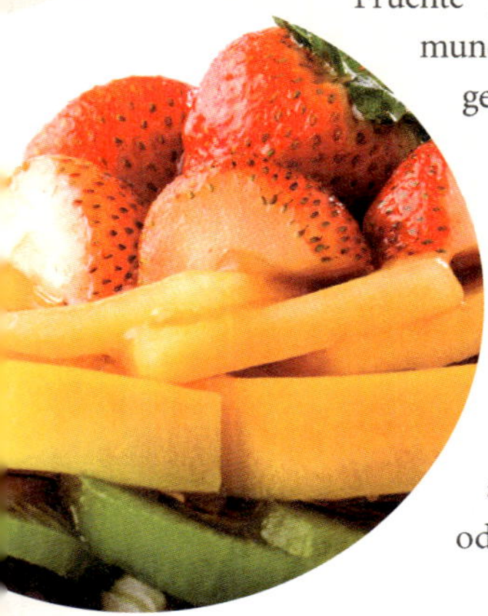

Früchte putzen, eventuell schälen und in mundgerechte Stücke schneiden. Orangensaft in vier Cocktailgläser füllen. Die Früchte darin schichten. Darauf den Schmand verteilen und Zedernnüsse, Mandelsplitter und Honig darübergeben.

Dieser Früchtecocktail sollte bald verzehrt werden. Er eignet sich auch hervorragend als Frühstück oder Zwischenmahlzeit.

## MILCHPUDDING MIT SCHOKOLADE

- 200 ml Milch oder Pflanzenmilch
- 200 ml Soja- oder Hafersahne
- 2 TL Stevia
- 3 TL Agavensirup oder Kokosblütensirup
- 1 TL Kardamompulver
- einige Tropfen Rosenwasser
- 2 TL Zedernnüsse
- 1 TL Zartbitterschokolade

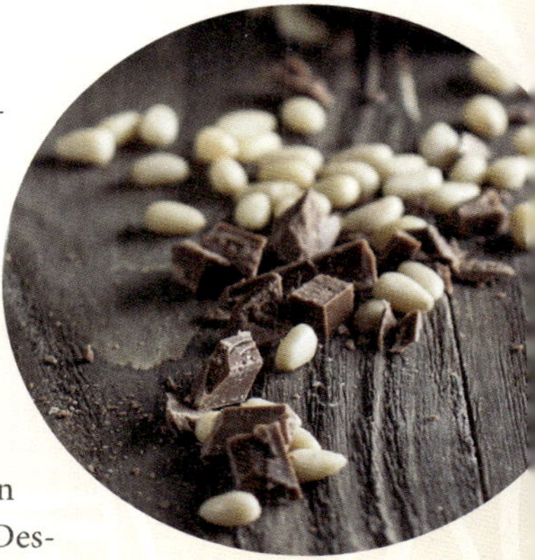

Milch, Sojasahne, Stevia, Agavensirup und Kardamompulver in eine große Pfanne geben und gut verrühren. Zum Kochen bringen und so lange rühren, bis die Flüssigkeit dick wird. Vom Herd nehmen, Rosenwasser dazugeben und 10 Minuten lang abkühlen lassen. Dann die Mischung in Dessertschälchen oder Gläser füllen, mit Frischhaltefolie abdecken und für 2–3 Stunden in den Kühlschrank stellen, bis der Pudding kalt ist. Schokolade und Zedernnüsse fein hacken und Pudding damit bestreut servieren.

## ÄGYPTISCHER GEWÜRZPUDDING

- 4 Vollkorncroissants
- 2 TL Rosinen
- 3 TL Zedernnüsse
- 2 TL Mandeln, gehackt
- 2 TL Pistazien, gehackt
- 250 ml Milch oder Pflanzenmilch
- 3 TL Stevia
- ½ TL Zimtpulver
- 2 TL Orangenblütenwasser
- 250 ml aufschlagbare Sojasahne
- 4 TL Kokosraspeln
- 1 Päckchen Weinsteinbackpulver

Ofen auf 180 Grad Celsius vorheizen. Ein Backblech mit Backpapier auslegen. Croissants in mundgerechte Stücke zerteilen und im Ofen etwa 10 Minuten lang backen, bis sie goldgelb und knusprig sind. Croissantstücke auf dem Boden einer Auflaufform verteilen. Rosinen, Mandeln, Zedernnüsse und Pistazien darübergeben und gleichmäßig verteilen. Milch mit dem Steviapulver unter Rühren in einer Pfanne erhitzen. Orangenblütenwasser

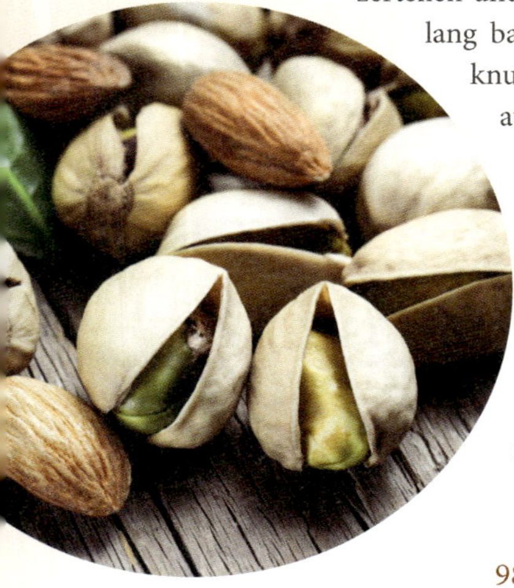

und Zimt unterrühren und 3 Minuten köcheln lassen. Pfanne vom Herd nehmen. Sahne mit etwas Stevia steif schlagen und mit Kokosraspeln und Weinsteinbackpulver gut vermischen. Die Milch über die Croissantstückchen geben und darauf die Sahne verteilen. Das Ganze etwa 15 Minuten lang backen, bis Blasen aufsteigen und die Oberfläche goldbraun ist. Warm servieren.

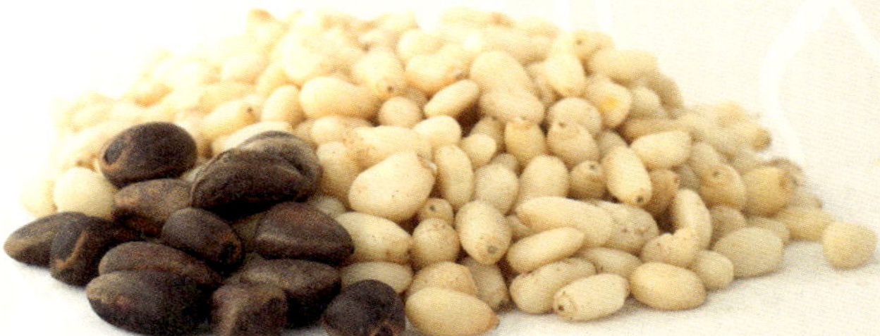

# Gesundheit – was noch dazugehört

»Gesundheit ist nicht alles, aber ohne Gesundheit ist alles nichts« – dieser Ausspruch von Arthur Schopenhauer ist zeitlos aktuell.

Sibirische Zedernnüsse sind ein Adaptogen, salopp übersetzt ein »Allheilmittel«, das prophylaktisch Immunsystem, Nerven und Herz stärkt. Zedernnüsse und Zedernnussöl schmecken köstlich und sind Gesundheitselixiere. Zirbenholz reichert die Wohnluft nachweislich mit negativen Ionen an, und der betörende Duft des ätherischen Öls bringt einem das Aroma der urwüchsigen Nadelbäume ins Wohnzimmer. Man fühlt sich in einen Zirbenwald oder in die sibirische Taiga versetzt. Wer sich dann noch ein Bett aus Zirbenholz gönnt oder zumindest ein Kissen mit Spänen der Sibirischen Zeder oder alpinen Zirbe, spart 3500 Herzschläge pro Nacht, stärkt sein Immunsystem, bremst chroni-

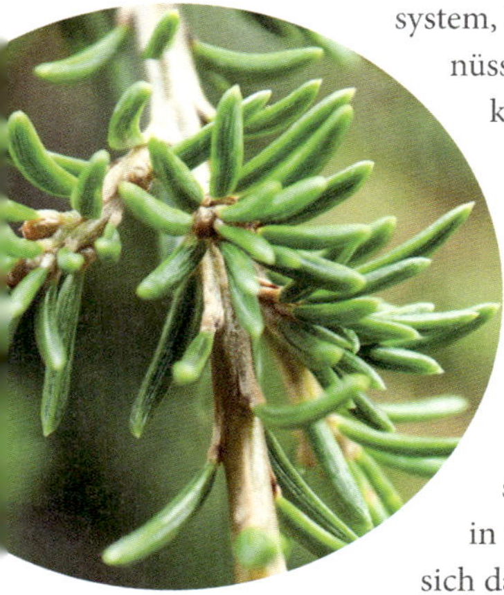

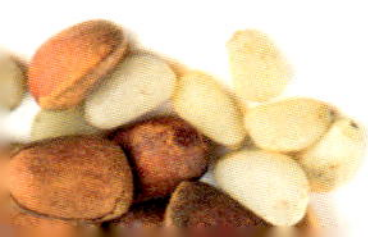

sche Entzündungen aus und verlängert seine Lebenserwartung.

Angesichts wachsender Vitalstoffdefizite in unserer Nahrung kommen wir meiner Meinung nach nicht an »Super Foods« wie Chia, Afa-Algen, Moringa, Gerstengrassaft, Baobab und auch Zedernnüssen vorbei, die ein Füllhorn an lebenswichtigen Vitalstoffen darstellen. Professor Dr. Heinz Liesen von der Universität Paderborn spricht von »subklinischen Mangelzuständen«[52] bei mehr als 60 % der Senioren. Gerade mit Smoothies können wir uns die »Grünkraft«, wie Hildegard von Bingen es genannt hat, ins Glas und in den Körper holen.

»Wir sind Steinzeitmenschen, die im Zeitalter der Raumfahrt leben«, so der amerikanische Evolutionsbiologe Loren Cordain.[53] Das betrifft auch die Ernährung. Evolutionär angepasst sind wir an natürliche und ursprüngliche Lebensmittel. Wie wäre es mit Brennnessel und Löwenzahn im grünen Smoothie? Auch unser Weizen ist verzüchtet und damit keine »artgerechte Ernährung«. Ursprünglichen, kaum bearbeiteten und schonend zubereiteten Lebensmitteln sollten wir den Vorzug geben. An Biokost und Nahrung aus Wildwuchs ist unser Verdauungssystem seit Jahrmillionen gewöhnt. An leere Kalorien und Zucker nicht. Sibirische Zedern werden nicht gezüchtet, sondern sind wild gewachsener, alter Bestand.

52 Unsere Ernährung deckt nicht den Vitaminbedarf. In: »Welt am Sonntag« vom 24.08.1997.

53 Eichinger, Uschi, Hoffmann, Kyra: Der Burnout-Irrtum. Lünen: Systemed 2012, S. 68.

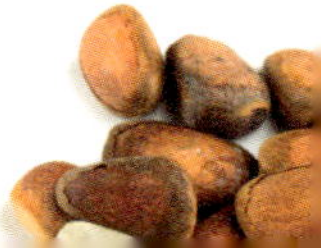

Energiesparlampen und das blaue Licht von Computern und Fernsehern stören die Melatoninproduktion und dadurch unsere innere Uhr. Melatonin ist nicht nur das »Schlafhormon«, sondern auch der wichtigste Radikalenfänger. Klassische Glühbirnen, die keinen Einfluss auf unseren Hormonhaushalt haben, sind immer noch erhältlich. Neben der Kerze sind sie die einzige Lichtquelle, die ein natürliches Lichtspektrum aufweist. Gehen Sie so oft es geht nach draußen. Tanken Sie – in Maßen – Sonnenlicht und damit das »Sonnenvitamin« Vitamin D.

Meditation oder authentisches Reiki sind ebenfalls heilsam. Warum? Unser Gehirn ist auch noch im hohen Alter formbar. Wer jeden Tag meditiert vergrößert den Hippocampus, den Teil des Gehirns, der für die Verarbeitung von Gefühlen zuständig ist und ansonsten im Alter um 2 % jährlich schrumpft. Mit der entsprechenden Meditationspraxis – das authentische Reiki ist auch eine Meditationstechnik und aktiviert zusätzlich die Selbstheilungskräfte – bleiben wir auch in Stresssituationen heiter und gelassen. Forscher der US-Universität von Wisconsin untersuchten das Gehirn von Matthieu Ricard, Meditationsexperte und Übersetzer des Dalai Lama. Sie stellten fest, dass sein Gehirn dort besonders aktiv war, wo das Glücksempfinden angesiedelt ist. Sie können Ihr Glücksempfinden also durch Meditation oder das authentische Reiki dauerhaft steigern!

Wir sind an Bewegung angepasst und verkommen zu Stubenhockern. Das Herz ist ein Muskel, der betätigt werden will –

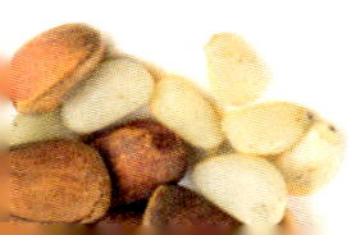

durch Ausdauersport. Unsere Vorfahren in der Steinzeit sind 20 bis 30 Kilometer täglich (!) gelaufen, das entspricht einem Halbmarathon. Täglich machen das immer noch die Buschmänner in der Kalahari-Steppe und die Tarahumara-Indianer in Mexiko. Dr. Ulrich Strunz weist darauf hin, dass regelmäßiges Ausdauertraining die Anzahl der Mitochondrien versechsfacht. Mitochondrien sind die Kraftwerke in unseren Zellen. Der Verlust gesunder Mitochondrien führt zu verfrühter Alterung. Bewegung ist also keine Freizeitbeschäftigung, sondern eine biologische Notwendigkeit. Professor Hollmann, der Nestor der Deutschen Sportmedizin, sagt: »Beweg deine Beine, und das Licht im Gehirn geht wieder an.« Beim Laufen werden zudem Glückshormone freigesetzt: Serotonin, ACTH, das »Kreativitätshormon«, und Endorphine.

Wer bis ins hohe Alter selbständig leben möchte, kommt aus meiner Sicht um Muskeltraining nicht herum. Es sollte so selbstverständlich sein wie Zähneputzen, weil wir ohne »Muskelhygiene« bis zum 70. Geburtstag rund 40 % unserer Muskelmasse in Bindegewebs- und Fettmasse umwandeln. Ich habe für mich den Argentinischen Tango entdeckt. Er erfordert höchste Konzentration und Aufmerksamkeit, Wachheit und Präsenz, fördert Koordination, Vorausdenken und Flexibilität. Das Stresshormon Cortisol sinkt, und der Testosteronspiegel steigt. Tangotanzen verbessert die Beweglichkeit, die Balance und steigert Kommunikationsvermögen und soziale Kompetenz. Dazu macht es Spaß!

# Literaturverzeichnis

Burgerstein, Lothar: Burgersteins Handbuch Nährstoffe. Vorbeugen und heilen durch ausgewogene Ernährung. Karl F. Haug: Heidelberg 9. Aufl. 2000

Carrasco, Rotraut: Zedernüsse aus der Taiga. Für leckere Gerichte und als natürliches Heilmittel. Oleum Heilsam: Altomünster 2005

Eichinger, Uschi, Hoffmann, Kyra: Der Burnout-Irrtum. (Aktualisierte Neuauflage) Systemed: Lünen 2016

Kehdy, Bethany: Pomegranates & Pine Nuts. Sterling: New York 2013

Kirsch, Konstantin, Rosemann, Lutz: Anastasia-Index. Gesamtindex für die Bände 1 bis 10. Govinda: Zürich 2014

Megre, Wladimir: Anastasia, Bände 1-10. Govinda: Zürich 2015

Moser, Maximilian: Das Geheimnis der Zirbe. Gesund im Schlaf. Servus: Wals bei Salzburg 2015

Moser, Maximilian, Thoma, Erwin: Die sanfte Medizin der Bäume. Gesund leben mit altem und neuem Wissen. Servus: Wals bei Salzburg 2014

Rassochin, Alexej: Königin der Taiga. Vega: Frankeneck 2003

Rosengarten, Frederic Jr.: The Book of Edible Nuts. Dover: New York 1984

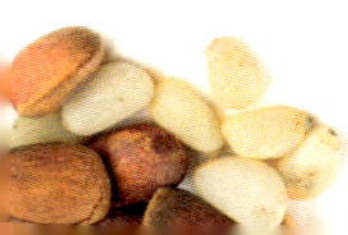

Simonsohn, Barbara: Baobab Super Food – Gesund und schön mit dem Nährstoff-Juwel aus Afrika. Windpferd: Oberstdorf 2015

Simonsohn, Barbara: Chia Power. Chiasamen zum Heilen und Genießen. Windpferd: Oberstdorf 2014

Simonsohn, Barbara: Moringa, der essbare Wunderbaum – Verbessere deine Gesundheit und deine Lebensqualität«. Kris: Neuenbürg 2014

Simonsohn, Barbara: Reiki – sich selbst und andere behandeln leicht gemacht. Heyne: München 2. Aufl. 2010

Simonsohn, Barbara: Reiki – die sieben Grade. Mit Reiki im Licht der Fülle leben. Hans-Nietsch: Emmendingen 2010

Simonsohn, Barbara: Super Food Hanf. Eiweißwunder und Heilmittel. Schirner: Darmstadt 2015

Sharashkin, Leonid: The Secrets of Cedar Products. Ringing Cedars Almanac Issue 1. Moving Books Inc.: Hawaii, USA 2008

Strassmann, René A.: Mythos und Magie der Bäume. AT: Aaarau 3. Aufl. 2001

Thoma, Erwin: Die geheime Sprache der Bäume. Die Wunder des Waldes für uns entschlüsselt. Servus: Wals bei Salzburg 8. Aufl. 2016

Wohlleben, Peter: Das geheime Leben der Bäume. Was sie fühlen, wie sie kommunizieren – die Entdeckung einer verborgenen Welt. Ludwig: München 2015

Yeager, Selene und das Gesundheitsbücher-Team: Das Ärztebuch der Heilkraft unserer Lebensmittel. Weltbild: Augsburg 2004

## Eine Auswahl weiterer wissenschaftlicher Studien:


Albert, Christine M., et al.: »Nut Consumption and Decreased Risk of Sudden Cardiac Death in the Physicians' Health Study«, Arch Intern Med. 2002; 162 (12): 1382–1387 (Nusskonsum verringert Risiko, an Herzinfarkt zu sterben)

Averina, S., Seewald, G., Müller, R. H., Radaneva, L. D., Popov, D. V.: »Nanostructured Lipid Carriers (NLC) on the Basis of Siberian Pine (Pinus sibirica) Seed Oil«, Pharmazie, 65, 25–31, 2010

Bakhtin, Yu. V., Budaeva, V. V., Vereshchagin, A. L., et al.: »Prophylactic Nutrition: Effectiveness of Using Siberian Pine Nut Oil in the Comprehensive Treatment of Patients with Arterial Hypertension«, 2008, www.pinenutoil.org/siberian-pine-nut-oil/arterial-hypertension/

Brufau, Gemma, Boatella, Josep udn Rafecas, Magda: »Nuts: source of energy and macronutrients«, Nutrition and Food Science Department, CeRTA, Universität Barcelona, magdarafecas@ub.ede (o. J.) (Analyse und gesundheitliche Wirkung von Inhaltsstoffen verschiedener Nüsse)

Deineka, V. I., Deineka, L. A.: »Triglyceride Composition of Pinus sibirica Oil«, Chemistry of Natural Compounds, Vol. 39, No. 2, 2003

Filchenko, E. I., Nizkodubova, S. V., et al.: »The use of Pine Nut Oil in the treatment of Gastritis, Erosive Stomach and Duodenal Ulcer (methodological recommendations)«, presented at the Tomsk Scientific Research Institute of balneology and physiotherapy of Ministry of Health of the Russian Federation, Tomsk, Russland, 15.11.1995, www.niikf.tomsk.ru


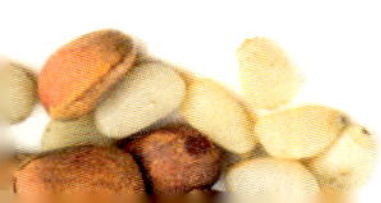

Khanturgaev, A. G., Shiretorova, V. G., Radnaeva, L. D., Khanturgaeva, G. I., Averina, E. S., Bodoev, N. V.: »Investigation of the Composition of Lipids of Siberian Pine Seeds«, Chemistry for Sustainable Development, 11, 589–593, 2003

Grinewitsch, W. B., Sas, J. I., Lobsin, J. W.,:»Bericht über die Durchführung einer wissenschaftlichen Studie zum Thema Untersuchung der therapeutischen Wirkung von der Nahrungsergänzung ›Zedernnussöl‹ bei der komplexen Behandlung von Erkrankten an chronischer Gastritis und an Steatohepatose«, Sankt Petersburg, 1. Juni 2005 (zu beziehen über www.taiga.bio)

Jian, Qing, Elson-Schwab, Ilan, Courtemanche, Chantal und Ames, Bruce N.: »Gamma-Tocopherol and its major metabolite, in contrast to Alpha-Tocopherol, inhibit cyclooxygenase activity in macrophages and epithelial cells«, PNAS, Okt. 10, 2000, Vol. 97, Nr. 21, S. 11494–11499 (Nachweis, dass Gamma-Tocopherol Entzündungen wesentlich effektiver verhindert als Alpha-Tocopherol)

Lantto, T. A., Dorman, H. J. D., Shikov, A. N., et al.: »The effects of Siberian pine (Pinus sibirica Du Tour) extract on cell viability and its antioxidant activity«, Planta Med 2008; S. 74–PA7

Shikov, A. N., Pozharitskaya, O. N., Makarov, V. G., Makarova, M. N.: »Anti-Inflammatory Effect of Pinus Sibirica Oil Extract in Animal Models«, Journal of Natural Medicines, 62, 436–440, 2008 (Entzündungen)

Skakovskii, E. D., Tychinskaya, L. Y., Gaidukevich, O. A., Klyuev, A. Y., Kulakova, A. N., Petlitskaya, N. M., Rykov, S. V.:

»NMR Analysis of Oils from Pine Nuts (Pinus Sibirica) and Seeds of Common Pine (Pinus silvestris L.)«, Journal of Applied Spectroscopy, 47 (4), 584–588, 2007

Skilow, A. N., Pozharitskaya, O. N., Laakso, I., et al.: »Thiolysis-HPLC characterization of the phenolic composition of nut shells of Pinus sibirica (Du Tour) Rupr«, Planta Med. 2006; 72–33 (Studie ergab, dass auch in den Samenhäutchen von Zedernnüssen jede Menge antioxidativ wirkende Polyphenole wie Catechine und Gallagsäure zu finden sind.)

Vala, Monika: »Ausgewählte Pflanzliche Fette und Öle von pharmazeutischer Relevanz«, Magistra der Pharmazie (Mag. pharm.), Diplomarbeit, Universität Wien 2012

Zadernowski, Ryszard, Naczk, Marian, Czaplicki, Sylwester: »Chemical composition of Pinus sibirica nut oils«, Eur. J. Lipd Sci. Technol. 2009, 111, 698–704

# Über die Autorin

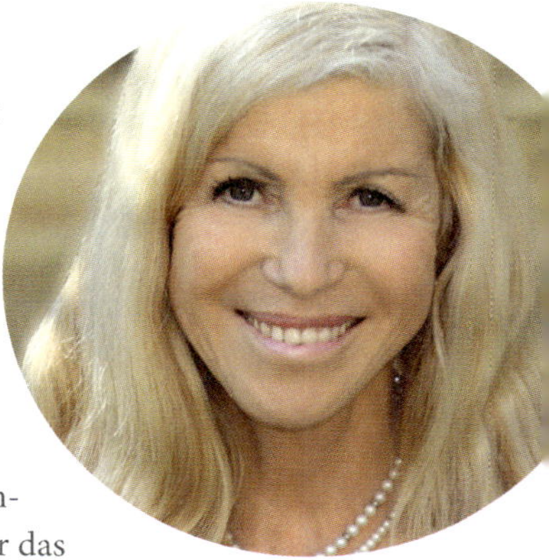

Barbara Simonsohn schreibt seit 1995 Bücher über ganzheitliche Gesundheit mit einer Gesamtauflage von mehr als 450 000 Büchern. Ihre Website www.Barbara-Simonsohn.de wird jährlich von mehr als 360 000 Besuchern frequentiert. Seit 1982 gibt sie Seminare im In- und Ausland, hauptsächlich über das authentische Reiki, über das sie zahlreiche Bücher geschrieben hat. Es handelt sich um eine Methode der Persönlichkeitsentwicklung und der Aktivierung der Selbstheilungskräfte, für ein gesundes Selbstwertgefühl und heitere Gelassenheit. Mehr als 10 000 Seminarteilnehmer hat Barbara Simonsohn bisher unterrichtet. Sie gibt auch Seminare in Azidose-Therapie und -Massagen nach Dr. Renate Collier und Seminare über »Die Fünf Tibeter«. Ab 2016 bietet Barbara Simonsohn »Gesundheitsferien für Körper, Seele und Geist« in einem Bio-Hotel im schönen Süden an.

Barbara Simonsohn hat einen Sohn und eine Tochter. Sie lebt mit ihrer Katze in einem Vorort von Hamburg. Dort hat sie auch einen Schrebergarten, den sie biologisch bewirtschaftet, sowie ein Beet im Permakulturgarten am Hamburger Volkspark.

Regelmäßig ist Barbara Simonsohn im Bodho-Zenshin in Madurai, Indien, wo sie meditiert und in einer Montessori-Schule für Waisenkinder ehrenamtlich als Englischlehrerin arbeitet. Sie fördert Moringaprojekte im Süden. Im Rahmen ihrer Entwicklungsarbeit in Haiti hat sie mit Frauen vor Ort mehr als 250 Fruchtbäume gepflanzt und 65 Biogärten mit nachhaltiger Kompostbewirtschaftung angelegt. Zu den Themen Heilkraft der Tropenfrüchte Ananas und Papaya, Gerstengrassaft, Stevia, Afa-Algen, Chia, Baobab und Hanf hat sie die Standard- oder Grundlagenwerke geschrieben. Ihre Bücher wurden in viele Sprachen übersetzt, und viele sind auch als E-Book erhältlich, ihr Buch »Moringa – heilen mit dem Wunderbaum« sogar kostenlos (www.buch.moringagarden.eu). Barbara Simonsohn schreibt Reisereportagen über ganz besondere Orte der Kraft, die sie auch auf ihre Homepage stellt. Barbara Simonsohn hat in Hamburg eine monatliche Reikigruppe. Sie gibt zurzeit in Hamburg, Köln, Berlin und München Reikiseminare in allen sieben Graden und bildet Reikilehrer in den Stufen III B, V B und VII B aus. Wer möchte, kann bei ihr eine telefonische Ernährungsberatung oder eine Reiki-Fernbehandlung buchen sowie eine Reiki-Direktbehandlung oder Ernährungsberatung vor Ort bekommen.

**Kontakt:**
Barbara Simonsohn, Holbeinstr. 26, 22607 Hamburg
Tel. 040 895338, E-Mail: info@barbara-simonsohn.de
www.Barbara-Simonsohn.de

# Bildnachweis

Layoutelemente: Zedernnüsse # 203334565 (© Diana Taliun), Zapfen # 348170933 (© Utro_na_more)
S. 2: # 89740528 (© Marta Teron), S. 8: # 255394126 (© Jelena Yukka), S. 10: # 176215202 (© zebra0209), S. 14: # 203334565 (© Diana Taliun), S. 16: # 361991324 (© ACherst), S. 17: # 89740528 (© Marta Teron), S. 18: # 244626217 (© Lukasz Szwaj), S. 20: # 315458756 (© Lucky-photographer), S. 21: # 347351432 (© siete_vidas), S. 23: # 350990558 (© natashamam), S. 26: # 135561530 (© taro911 Photographer), S. 28: # 135623828 (© photovs), S. 29: # 339995987 (© Elena Zajchikova), S. 34: # 361991342 (© ACherst), S. 35: # 226508530 (© Jana Behr), S. 37: # 342282473 (© Alexander62), S. 40: # 353524361 (© Maryna Pleshkun), S. 44: # 136018358 (© Peter Kotoff), S. 47: # 337060688 (© Nata-Lia), S. 49: # 297897248 (© Iryna Denysova), S. 50: # 89740528 (© Marta Teron), S. 53: # 288463070 (© Iryna Denysova), S. 54: # 222063940 (© Leonid Ikan), S. 56: # 240955684 (© JuliyaNorenko), S. 57: # 112391396 (© Marta Teron), S. 58: # 288463070 (© Iryna Denysova), S. 60: # 357014432 (© Tainar), S. 64: # 328567010 (© kostrez), S. 66: # 369402476 (© milak), S. 71: # 164594510 (© kostrez), S. 72: # 191604986 (© bofotolux), S. 75: # 135623828 (© photovs), S. 77: # 242121124 (© Tolikoff Photography), S. 78: # 221098888 (© Gayvoronskaya_Yana), S. 79: # 280051535 (© igorsm8), S. 81: # 22798279 (© Medvedev Andrey), S. 83: # 89430211 (© Marta Teron), S. 85: # 173466269 (© YuliaKotina), S. 86: # 256475743 (© Vezzani Photography), S. 87: # 167877818 (© leonori), S. 88: # 257933651 (© Nataliia K), S. 89: # 161187371 (© Nina Buday), S. 90: # 377059780 (© Civil), S. 91: # 335453111 (© Viktory Panchenko), S. 92: # 112380875 (© Africa Studio), S. 93: # 376536016 (© PJjaruwan), S. 94: # 79426069 (© Anna Hoychuk), S. 95: # 264843263 (© Binh Thanh Bui), S. 96: # 151140425 (© leungchopan), S. 97: # 350511635 (© contrse), S. 98: # 134937575 (© Valentina Proskurina), S. 99: # 137689643 (© igor Litvyak), S. 100: # 335431433 (© NeydtStock)

## Ebenso von Barbara Simonsohn im Schirner Verlag erschienen

Schirner Verlag

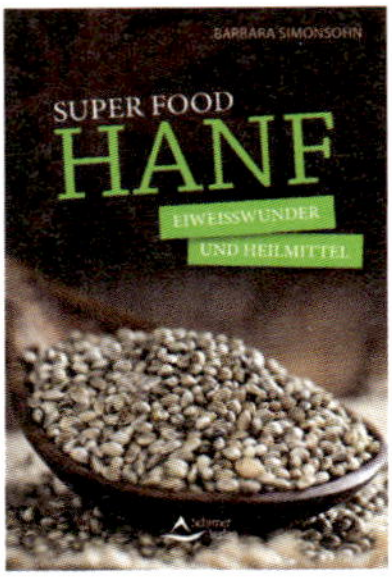


**Super Food Hanf**
***Eiweißwunder und Heilmittel***

136 Seiten
ISBN: 978-3-8434-1201-8

Hanf ist ein Lebensmittel der Extraklasse: Essenzielle Aminosäuren und Omega-3-Fettsäuren, Mineralien, Vitamine, Antioxidantien … all das enthalten Hanfsamen und -öl in besonders hohen Konzentrationen – und im optimalen Verhältnis für den menschlichen Körper. Diese wertvollen Inhaltsstoffe machen gesund, schön und glücklich!

Wenn Sie das noch nicht überzeugt hat, werden es spätestens die kreativen und schmackhaften Rezepte der gefragten Ernährungsspezialistin Barbara Simonsohn tun – selbstverständlich aus THC-freiem Speisehanf.

Hanf sollte in keiner gesundheitsbewussten Küche fehlen!